REFLEXOLOGY
A step-by-step Guide

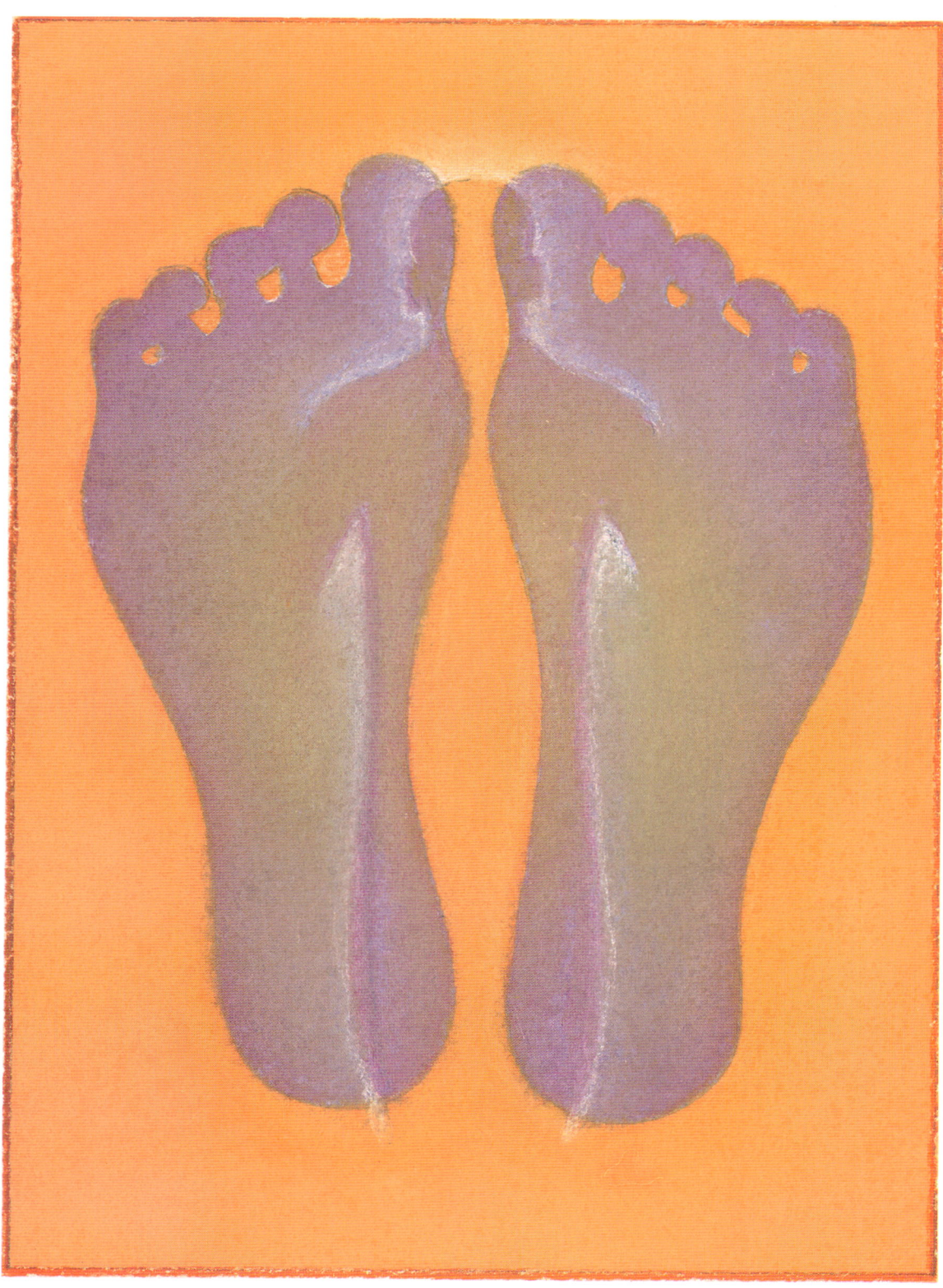

足や手の疲れに癒しのエネルギーを加え、自然治癒力を引き出す

リフレクソロジー

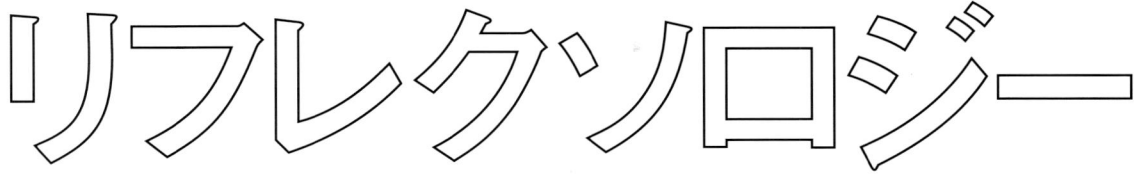

A step-by-step guide

著者
アン・ギランダース

翻訳者
ミッシェル松山

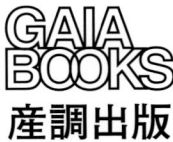

産調出版

A GAIA OROGINAL

ガイア・ブックスの本は、
"自給自足に生きる地球"というガイアの視点を重んじ、
読者の皆さまが個人と地球の
より良い調和の中で暮らすお手伝いをします。

Editor	Jonathan Hilton
Designer	Phil Gamble
Illustrators	Phil Gamble, Juhanna Amos
Managing Editor	Pip Morgan
Production	Susan Walby
Direction	Joss Pearson, Patrick Nugent

® This is a Registered Trade Mark
of Gaia Books Limited

Copyright © 1995 Gaia Books Limited, London
TExt Copyright © 1995 by Ann Gillanders

The right of Ann Gillanders to be identified as the
auther of this book work has been asserted in accordance
with Sections 77 and 78 of the Copyright, Designs
and Paterts Act 1988, United Kingdom.

All rights teserved including the right of reproduction
in whole or in part in any form.

Printed and bound by Toppan Printing Company in China

本書の使い方
Using This Book

　ストレスは、私たちの毎日のライフワークを左右する、もっとも重要な要素のひとつだといえるでしょう。ある意味では、ストレスがないと目的達成のための努力やふんばりがきかなくなるかもしれません。しかし、マイナスの力が強く働いた時には、断続的な睡眠、性格異常、さまざまな内臓の病気としてあらわれたりもします。

　この本の第1章『ストレスと健康』では、ストレスと健康の関係に重点をおきながら、ストレスとは何か、注意すべき危険な兆候、リフレクソロジーの効果について解説します。

　リフレクソロジーの最大の効果を得るためには、まず、足や手（何という小宇宙）にあるごく小さな反射点が、身体の他の部分とどのような関係をもち、どのように作用するのかを理解する必要があります。そのためには、第2章『リフレクソロジーの原理』の足と手にある反射点分布図を参考にして、第3章『基本テクニック』を試してみてください。

　第4章『身体の仕組みを理解する』では、呼吸器系・消化器系・生殖器系・循環系など、重点を身体の主な組織すべてにおきます。各組織の構成をそれぞれ図表で示し、またそれぞれの器官と手足の反射点の関係、およびその部位を治療する際に使うリフレクソロジーの特別なテクニックについて、イラストで詳しく解説します。

　リフレクソロジーは、ホリスティックな医療体系です。一連の症状だけに注意を払うのではなく、患者の体調全体を見ようとする時に、効果は最大に発揮されます。第5章『足のトリートメント』では、足の反射点を使う一連のトリートメントの方法を、段階を追って紹介します。親指その他の指の正確な位置と動き、そして全身をくまなく治療するための順序がわかるでしょう。足の治療は、2人――施療者と受け手――で行う必要があるため、自助療法には向きません。そこで、自分自身でできて、しかも時と場所を選ばない療法として、手のトリートメントを紹介します。手のリフレクソロジーの利点は、病弱な方、体調の思わしくない時に、気楽に、自分で手当できる、ということです。手のトリートメントについては、第6章を見てください。

　第7章『特定の症状に対するトリートメント』では、足・手両方にある反射点を使って、特定の症状に対するトリートメントが紹介されています。これらは、完全な一般の治療法にかわるものではなく、あくまでも補助的なものです。一般の治療を受けてはじめて、身体の弱った部分をあらわしている足の反射点に敏感になれるのです。このことを忘れないでください。巻末『チャート式・いろいろな症状と治療のポイント』には、あなたが癒すことのできる病気・症状・治療部位をわかりやすくまとめたチャートが付いています。

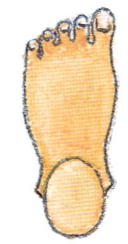
甲側

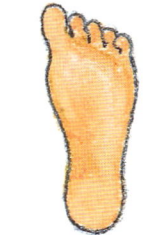
足の裏側

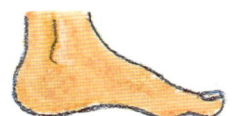
内側

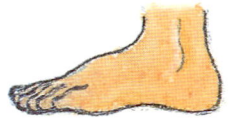
外側

足の図
本書では、足や手の各側が図によって区別されています。ここでは足しか紹介していませんが、手も同じように、図を見ればどちら側かすぐわかるようになっています。

目次
Contents

	本書の使い方	5
	はじめに	8
Chapter One:	ストレスと健康	14
Chapter Two:	リフレクソロジーの原理	18
	足―足の裏側	24
	足―甲側	26
	足―外側	28
	足―内側	30
	手―手のひら側	32
	手―甲側	34
Chapter Three:	基本テクニック	36
Chapter Four:	身体の仕組みを理解する	40
	消化器系	42
	生殖器系	46
	呼吸器系	50
	循環系	54
	リンパ管系	56
	内分泌系	58
	骨格組織	62
	脳と顔面	68
	筋組織	72
	太陽神経叢(そう)	73
	泌尿器系	74
Chapter Five:	足のトリートメント	76
	足のリラクセーションのためのエクササイズ	77
	基本的な足のセッション	80
Chapter Six:	手のトリートメント	88
	手のリラクセーションのためのエクササイズ	89
	基本的な手のセッション	92

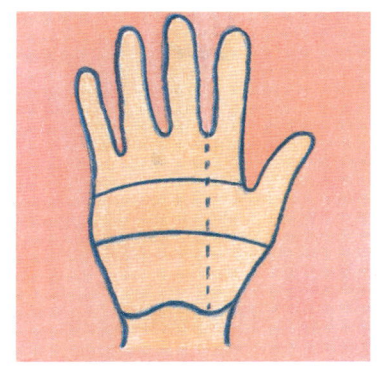

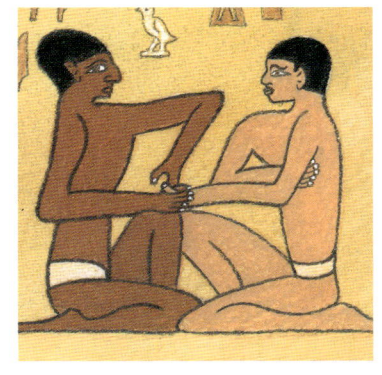

Chapter Seven:	特定の症状に対するトリートメント	98
	消化器系	102
	呼吸器系	106
	心臓	108
	リンパ管系	110
	内分泌系	112
	中枢神経系	116
	骨格組織	118
	泌尿器系	122
	心身症	124
	チャート式・いろいろな症状と治療のポイント	**136**
	索引	**140**

はじめに
Introduction

リフレクソロジーは、慢性、急性を問わず、健康上の悩みをもっている人、または日々の緊張をほぐしたい、健康を促進したいと願う人のためにあるのです。リフレクソロジーの主な原理は、鍼灸とあまり変わりませんが、針などの器具を使うことはまったくありません。針を使うかわりに、足や手の反射点、あるいはそのまわりを指で加圧するだけです（参照→P.24〜35）。言い換えれば、身体の特定の部分に刺激効果を与えるものといえます。

リフレクソロジーは、安全で安心できる治療法であると同時に、からだにくつろぎと快楽を与えます。トリートメントの目的は、身体機能の正常化、緊張やストレスの緩和、神経機能や血流の促進です。この本では、このような現代生活の不幸ともいうべきさまざまな不満や、問題をとり除く方法について、まったくの素人にもわかるように解説していきます。背中の痛みや緊張性頭痛の治療について、リフレクソロジーの効果は特筆にあたいします。たとえば、いままさに人生の大ピンチにおちいり、どうにも落ち着かず、不安はどんどん大きくなるばかり、という方の助けとなるでしょう。きっとリフレクソロジーによって、あなたはずっと前向きな心で、どんな状況にでも適応していく強さを手にするでしょう。

リフレクソロジーは、大人だけに有効とはかぎりません。むずかる赤ちゃんには、足をそっと指圧してあげます。あなたの貴重な睡眠を邪魔されないためにも、真夜中にこのテクニックを知っているのといないのでは大きな違いです。リフレクソロジーは乳児同様、幼児たちとも相性が良いようです。リフレクソロジーの治療の際には、喜んで足を出す子どももいます。消化不良にも大変効果があり、どんな薬に頼るより、はるかに効果的です。

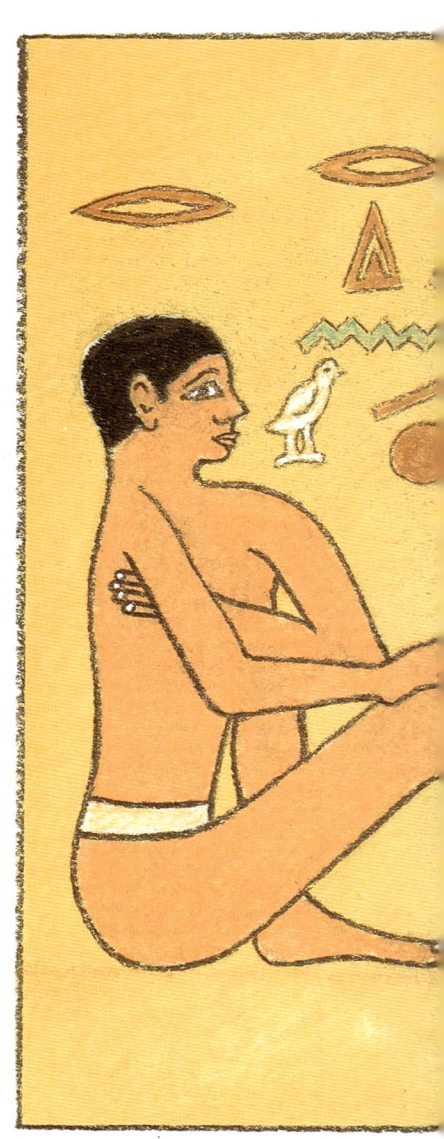

リフレクソロジーの原理

リフレクソロジーの治療目的は、病気の進行の過程に発する3つのマイナスの要因を正すことにあります。主な要因とは、鬱血、炎症、緊張です。鬱血は、成長に影響します。炎症とは、大腸炎、気管支炎、副鼻腔などを指します。緊張は、免疫効果を低下させる原因につながります。

リフレクソロジー治療の第1の目的は、からだの循環機能を促進し、体内の老廃物の排泄を促して、肝臓、腎臓、腸などに毒素がたまって害をおよぼすのを防ぐことにあります。その上血流の中で、脳下垂体のエンドルフィン（体内の鎮痛物質）の分泌を促進することにより、

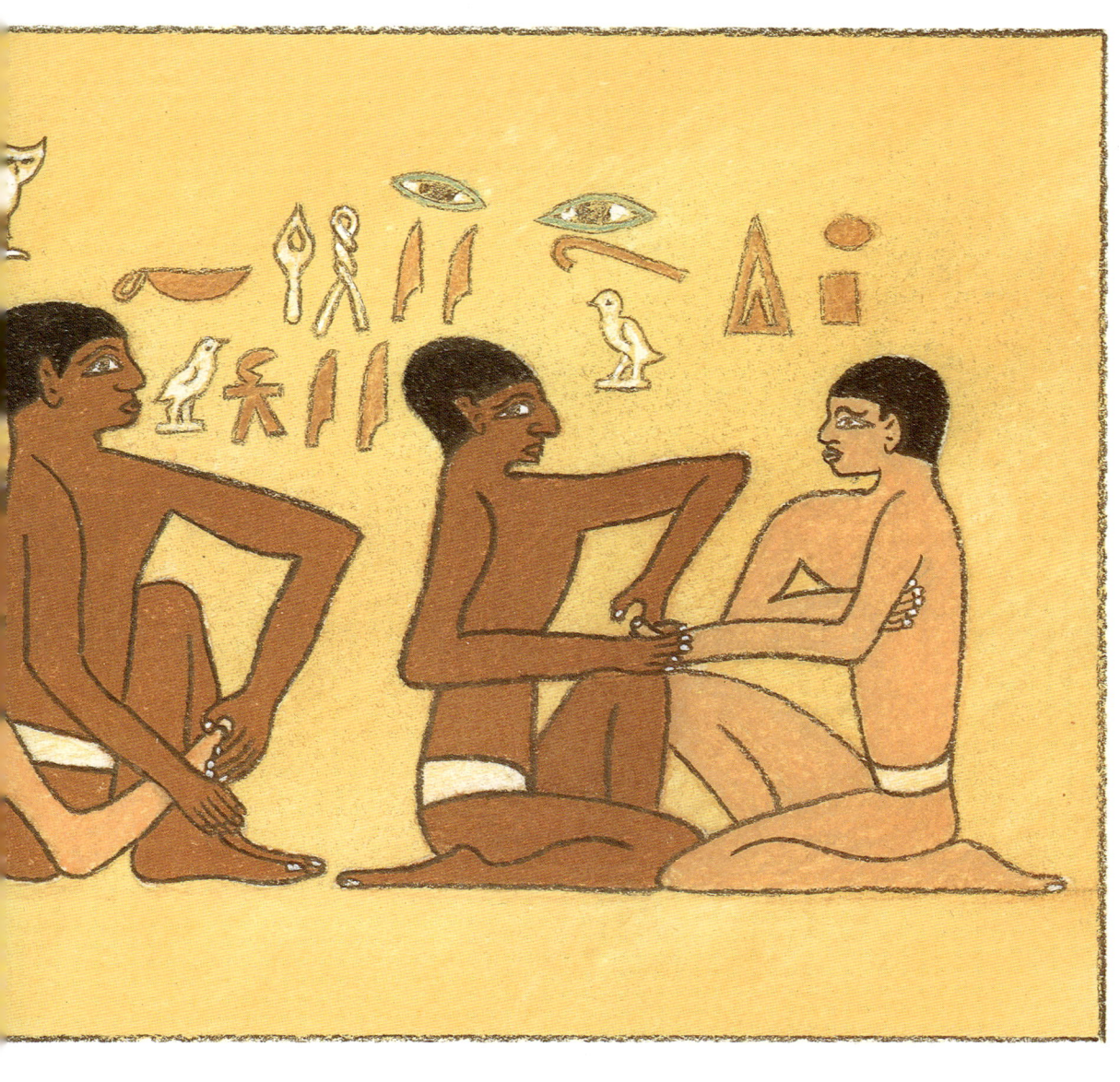

現代の問題に昔の対処法
はるか4000年以上も昔、エジプトのサッカラで発見された医師の墓に見られる壁画は、足に施す指圧の効用がすでに人々に知られていたことを示しています。古代の壁画は、象徴的意味に満ちあふれています。たとえば、ピラミッド型はエネルギーの象徴であり、ふくろうは知恵と学問をあらわし、3羽の白鳩は平和、健康、繁栄をあらわします。上の絵で道具と見られるものは、当時の外科手術で使われた器具をあらわしています。

痛みの感覚を制御する作用があります。ただし、リフレクソロジーが効果を最大限に発揮するのは、特定の症状を治すというよりも、からだ全体を癒そうとする時です。身体機能全般に対して働きかけ、そのことによって、からだがもっている自然治癒力をより早く、かつ効果的に引き出していきます。

手は癒しの代名詞

触ることは、治療のもっとも基本的な力です。一対一の触れあいは、人間のもつコミュニケーションのもっとも原始的な行為であり、直接的で、比較できるものは他にありません。母親と生まれたばかりの赤ちゃんが肌と肌を寄せあい、とくに手と手をあわせている光景は、見ているだけで優しい気持ちになるものです。また、不安やストレスを抱えている時、パートナーが肩に手を触れてくれただけで安心した、という経験はありませんか。指先の末梢神経には、触れあうだけで癒す力をもっているのです。

最大の効果を引き出すために、リフレクソロジーはつねに「私たちの存在の根っこの部分」に施されます。つまり、足にです。足のリフレクソロジーには、治療を施す者と受ける者の2人がいなければなりません。しかし、応急処置として、自分で自分の手を治療することも可能です。ただし、自分で施す手のリフレクソロジーと、他人が施す足のリフレクソロジーでは、得られる効果に大きな差があります。

リフレクソロジーの起源

現存する資料で知り得るかぎり、リフレクソロジーの起源は今から4000年前にさかのぼります。エジプトのサッカラで発掘された、紀元前2300年の医師の墓に描かれた絵には、リフレクソロジー治療の進行の過程が示されています（参照→P.8～9）。

中国でも、鍼治療と組みあわせたリフレクソロジーの存在が知られています。紀元前4世紀の漢方医、王偉が、患者のからだに針を打った後、足の裏を親指で強く押して治療した、という記録が残されています。望ましい効果があらわれるまで、彼は指圧を続けました。王偉は圧力を加えることにより、癒しのエネルギーが患者の全身に行き渡っていくことを主張しました。エジプトと中国で、似たような、あるいはまったく同じ癒しの技術を共有していたという歴史的な事実は、この2つの文化に交流があったのではないか、と誰でも想像力をかき立てられます。失われた大陸アトランティスに関する神話の中には、

アトランティスの船乗りたちの大航海の武勇伝があります。貴重な文化を伝達する橋渡しを、彼ら船乗りが担っていたのでは……。これは、リフレクソロジーの起源を特定できない現代人がつくり上げた、おとぎ話かもしれません。しかし、これら2つの文明こそが、古代世界において癒しの術をもっていた二大中心地であり、彼らの教えが、やがて世界中に広まっていったことは周知の事実です。

リフレクソロジーと西洋

いま、西洋で知られているリフレクソロジーは、ゾーン療法に起源を発するものです。ゾーンとは、足先から脳につながる、体内を縦に流れるエネルギーの線を示すものです（参照→P.18〜20）。鍼灸の発達は、経絡の研究に基づいています。鍼灸では、反射点に圧力を加えるかわりに、皮膚の下に針を打つことで、エネルギーの通路を刺激し、からだの機能を正常な状態に戻していきます。

西洋において、ゾーン療法の研究者であり、その普及に努めた第一人者といえば、19世紀初頭のアメリカ人医師、ウィリアム・フィッツジェラルド博士です。彼はバーモント大学医学部を卒業後、ボストン市立病院で2年半勤務し、それからロンドンの耳鼻咽喉科病院、ウィーンで2年余り勤めるなどして、海外での経験を積みました。

フィッツジェラルド博士は、祖国アメリカに帰ると、コネチカット州ハートフォードのセントフランシス病院の耳鼻咽喉科部長に任命されます。ここで古代中国の癒しの術に関心をもち、研究に没頭するようになります。独自で実験に実験を重ねた末、彼がついに発見したことは、からだの先端（おもに足）のある特定の部分を指圧することによって、その刺激が距離に関係なく、からだの他の関連部位に作用し、その器官の機能回復につながるということです。

当時、彼の良き友人であったジョセフ・リレイ博士は、フィッツジェラルドの発見および研究成果を、できるだけたくさんの人びとに広めようと尽力しました。そのリレイと運命的な出会いをしたのが、フロリダ州タンパベイのセントピータースバーグにある整形外科病院で物理療法士をしていたユーニス・イングハム女史です。リレイと偶然に話したことがきっかけで、彼女は人生の一大転機を迎えます。イングハム女史は、すぐに経絡治療に関連する治療効果の未知なる力にひきつけられ、それを物理療法にとり入れました。それが現在、私たちの知っているリフレクソロジーの源です。彼女は、治療した患者の痛みがみるみる減少し、からだの動きが活発化していくのを目のあたり

にしました。そして、外科手術直後の患者にリフレクソロジーの治療を施したところ、患者の体内に眠っていた自然治癒力がどんどん活性化し、回復が早まっていくのを見て、言葉にならないほどの喜びを胸にしました。それは、自分の職業に対する誇りを一層強くした瞬間だといえるでしょう。

リフレクソロジーに大きな感銘を受けた彼女は、病院を辞め、1930年代、リフレクソロジストとして個人の治療所を開業しました。このようなイングハム女史のサクセスストーリーは広く知れ渡り、人びとはアメリカ全土から治療を受けに訪ねてくるようになりました。彼女は、リフレクソロジーに関するはじめての本を書き、その後、リフレクソロジスト養成学校を開設します。40年間をリフレクソロジーの治療と教育にささげた彼女は、1952年にこの世を去りました。

ホリスティックなアプローチ

この本を手に取ったあなたは、自分自身を助けるため、あるいは身近にいる誰かのために、何か実際の役に立つ治療方法を求めていたのでしょう。私たちは皆、友人や大事な人が病気で苦しむのを見て、何とかしてあげたいと思い、何か助ける方法はないかと、やきもきした苦い経験をもっています。どうにか気分が良くなり、せめて少しでも楽にしてあげる方法を私たちは求めます。

町のやぶ医者であれ、補充医師であれ、私たちが医者というものにどれだけ頼ってきたか、ここで冷静に考えてみましょう。彼らの手に身を任せ、彼らが私たちを癒してくれると信じて疑いません。自分が医者になろうと望む人もいることでしょう。このような気持ちはわかりますが、ホリスティックな見地で健康についてとらえてみると、癒しの力というものは、もつ人ともたない人がいるという前提の上にはなり立っていません。

私が治療した多くの人たちのことを考える時、はっきりいえることは、癒しの力は患者の中からあらわれるもので、治療者はそれを引き出す役割をもっているにすぎないということです。人の健康というものは、本人が良くなりたいと切望しないかぎり変わるものではありません。回復したい、回復すると信じることが大切です。

多くの人が従来の医療手段のすべて、つまり薬、物理療法、手術その他に嫌気をおこしています。以前は、リフレクソロジーのような補助的な治療は、最後の手段とみなされていたものです。回復のきざしが見えないまま数年間も医者にかかったあげく、リフレクソロジーを

知り、ほんの2、3回の治療で持病が完治すると期待している患者も中にはいます。しかし、これは少々せっかちのように思われます。本当のところ、健康が害されるには数年を要し、ひと晩で慢性病を患う人などいません。そのことは、病気を克服し、健康のバランスをとり戻すにも同じだけの時間がかかるということを意味します。

　リフレクソロジーは、この癒しのプロセスのきっかけを与えます。したがって、治療そのものが「癒し」ではないのです。リフレクソロジーとは、自然治癒力を引き出す状態をつくり出すことです。

　リフレクソロジーによって引き起こされる精神の目覚めは、からだのアンバランスの原因を気づかせます。この知覚こそが健康状態を長続きさせ、前向きに生きていく上で不可欠な原動力となります。リフレクソロジーがもたらす内側から高められた意識は、施療者、患者の双方に、計り知れない満足感を与えてくれます。

　残念なことに、この意識ははかなくもあり、個人的なスランプにおちいったとたん、心理的に働くマイナスの自己防衛機能によって、おおい隠されてしまいます。したがって患者は、リフレクソロジーを受ける時、施療者に絶対の信頼をよせることで、この自己防衛の障壁を打ち破る最初のステップをクリアすることができます。

　触るというコミュニケーションの行為は、もっとも原始的かつ本能的要求です。自然界において幼き者は、人間でも動物でも、つねに母親との近い触れあいを求め、そしてそれを欲しています。人間を含む成長した社会的動物は、種を問わず、これと同じ肉体的接触や関わりを求めています。

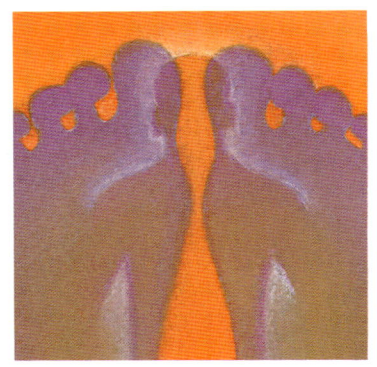

Chapter One
ストレスと幸福
Stress and Wellbeing

　人間は、つねにストレスにさらされています。これは現代人の見方でしょうが、古き良き時代を思う時、きっと昔の人たちの生活は何のプレッシャーも緊張もなく、ずっとシンプルで自由だったのだろうと思い、ふとなつかしさに浸ってしまいます。しかし実際には、人間の歴史上、ストレスから無縁だった時代などありませんでした。どんな時代でも、どんどん肥大化する複雑な、ストレスにあふれた社会環境に対応しなければならなかったはずです。技術の進歩、とくに地球規模の啓蒙というニューエイジの到来を告げたとされるここ数世代における現代技術の大革新にもかかわらず、地球が抱える慢性的問題は、悪化の一途をたどっています。

ストレスファクター
　私たちを襲う日々の情報の氾濫という戦いに払う精神的代価は、いったいどれくらいあるのでしょうか。人間や他の生命を数千年先の未来にまで脅かす、地球上に配備された最先端の科学技術を駆使した軍備を頭に描き、私たちは絶望するでしょうか。このような問題に立ち向かうことのできない無力感を、ほとんどの人たちはもっています。
　選ばれた指導者、あるいは各分野の専門家が、これらの地球的問題を解決してくれるという希望はあるかもしれません。しかし、私たちが日々直面しているのは、もっと日常的な事柄なのです（参照→次ページ）。欲求不満の原因は、地球を脅かす問題を解決できないからで

ホルムス／ラーエ・スケール

アメリカ人の2人の医師、T.H.ホルムスとR.H.ラーエが開発した社会適応性スケールは、人生において発生するあらゆる潜在的ストレス原因を査定するものです。41種類のプラス・マイナス両方のできごとが、それにより発する身体的、精神的適応性と共に、表になっています。これらの合計点が1年で300点以上に達すると、何らかの病気を引き起こす危険をもつことになります。この点数を150から299に減らすことで、危険度は30％減少し、150点以下なら病気の危険性はなくなるという具合です。人により状況は違いますから、自分の点数、ストレス度数は、大体の目安として用いる方が良いでしょう。

ホルムス／ラーエ・スケール

できごと	点数
配偶者の死	100
離婚	73
別居	65
拘留	63
近親者の死	63
けがや病気	53
結婚	50
解雇	47
離婚調停	45
退職	45
家族の病気	44
妊娠	40
性的困難	39
家族の増加	39
仕事上の変化	39
経済上の変化	38
配偶者とのけんかの増加	35
借金	32
経済的破綻	30
職責上の変化	29
子どもの独立	29
義理の関係同士のトラブル	29
大きな個人的達成	28
配偶者の就職または失業	26
学業の開始または卒業	26
生活環境の変化	25
習慣の変化	24
上司とのトラブル	23
労働時間などの変化	20
住所変更	20
転校	20
娯楽の変化	19
教会活動の変化	19
社会活動の変化	18
小口の借金	17
睡眠習慣の変化	16
家族の集まりの回数の変化	15
食習慣の変化	15
休暇	13
クリスマス	12
法律違反	11

はなく、交通渋滞の道路をすりぬけて仕事に向かわねばならないというものかもしれません。実際、毎日の生活上の問題は、私たち内部の精神的反作用の蓄積を避けがたくしています。それは、日々の変化、生活費の増加、騒音、空気汚染、家庭不和、失業、無差別の暴力とさまざまです。心の平安を保つのは至難の技で、そのために、マイナスのストレスがたまりやすくなるのです。

　精神的要素と同時に、生理的にも影響し、免疫組織や健康をおかし、過敏症や心臓病、脳溢血（のういっけつ）につながります。今日の多くの医師が、病気の75％は、ストレスに起因するということを認めています。良い医者は、ますます患者のタイプに気を配るようになっています。とくに、ストレスに起因する動脈硬化、高血圧、胆石、および関節炎を患いやすい患者たちに注意を払っています。

ストレスのプラス面

　ストレスが、必ずしもマイナスに作用するとはかぎりません。あらゆる状況において、物事を最良の状態でなしとげるためには、ある程度のストレスが必要となります。たとえば、人生で困難に直面した時、気持ちがたるんでいたら、ゴールに向かって前進し、目的を達成するという動機をもつことはできません。

　プラスのストレスはまた、リラックスし、自分自身を楽しむという面で重要です。たとえば、自分の好きなサッカーチームがゴールを決めた瞬間に感じるあの高揚感はプラスであり、ロッククライミングに挑戦したいという夢を高めたり、競争で自分のベストタイムを更新しようとする良い緊張の働きと同様です。ただし、ストレスがつねに「赤ランプ」の状態でつきっぱなしになり、夜寝る時でも高いテンションのままだと、明らかに有害です。

　ストレスは、生まれつき進化するものです。現代も存在する狩猟民族は、生存本能に果たすストレスの役割を示す好例です。狩りの成功は、飢えという生命の危機に関わっており、ストレスによる体内の生理的変化は大変なものです。獲物に近づく時、からだ中の全神経は震えおののき、遠くを見ようとして瞳孔（どうこう）は拡大します。副腎はアドレナリンを分泌しはじめ、それによって脈拍が高くなり、心臓の鼓動は激しくなります。肝臓からは、脂質と糖分が分泌されて、エネルギーをつくり出し、血圧は上昇し、心拍数はさらに増加します。このあたりで、呼吸が早くなっているのに気づき、聴覚も鋭くなってきます。余分なアドレナリンのおかげで、高酸化血がめぐりはじめたからだは、

より速く走ることができるようになります。そしてついに、獲物をしとめるのです。獲物を殺し、家まで持ち帰る間に、蓄えられたエネルギーは使い果たされてしまいます。

　この狩の話は、からだがストレスを誘発する状況を示しています。余分なアドレナリンが、ゴール達成のために放出され、それにともなって分泌する余剰物質が運動によって消化されます。しかしほとんどの現代人は、アンバランスを正すための運動をせずに、たまったストレスのために生じる生理的変化に支配されているのです。

ストレスの管理

　幸福な状態をつくるためには、からだの基本的欲求、睡眠、ゆとり、栄養、運動、そしてマイナスのストレスに作用するいろいろな要因に対する心がまえが必要です。余暇を楽しんだり、くつろいだり、泳いだり、読書したり、趣味を楽しむ、というような自分のための時間をもっているか、ここで自分自身に聞いてみてはいかがでしょうか。

　ストレスをうまく管理する一環として、リフレクソロジーの治療はとても効果的です。良好な健康状態を保つには、毎月の治療ができれば理想的です。すでに病気になってしまってから、医師あるいは施療者の治療を受けるというのは、ほんとうのところは避けたいものです。定期的なケアが、疾病の発生を予防し、良好な状態を保つのに役立ちます。

　食事療法は、もうひとつの大切なポイントです。からだを動かすに際してまず第一に、からだに入れるもののことを考えれば、体内エネルギーは一層活発になります。ストレスを感じたり、疲れている時には、カフェインを含む飲食物、着色料や添加物、保存料などの刺激物は避けましょう。これらの飲食物は、人間のからだにじわじわと悪い影響をもたらすものだからです。

　鏡に向かって笑うと、鏡の中の顔も笑い返します。しかめ面をすれば、同じ表情を返します。自分自身に与えたものは、そのまま自分に返ってくるのです。愛情やプラスの感情を与えて、嫌悪感や不調和を受けるなんてありえません。

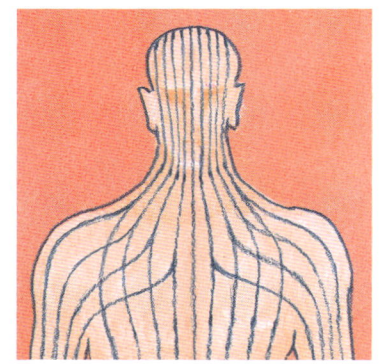

Chapter Two
リフレクソロジーの原理
The Principles of Reflexology

　リフレクソロジーの基本は、体内にある10種類のエネルギーゾーンです。このゾーンは、足の先から頭まで、縦に伸びる10本の線で分けられます。この縦分けは、19世紀後半、アメリカのウィリアム・フィッツジェラルド博士が見い出しました。彼は、耳鼻咽喉科の医師として、パリ、ウィーン、ロンドンなどの病院で勤務していた際、患者のからだのある一点に圧力を加えると、別のある部分の痛みをとり除けることに気づいたのです（参照→P.11～12）。それぞれの指の中間あたりにゴムバンドをつけて圧迫し、指先に小さな金属片をとりつけると、腕、首の両側面、目、耳、顔面に部分的に麻痺するという影響があらわれるのを発見しつつ、治療のテクニックを向上させていきました。

　フィッツジェラルド博士が活躍していた1880年当時、麻酔はまだ未完成のものだったことを念頭におかなければいけません。クロロホルムのマスクが使用されており、多くの患者は手術のためでなく、麻酔のために死亡しました。

エネルギーゾーンの地図
からだは10本のエネルギーゾーンに分割され、脊椎を中心に5本ずつに分かれます。ゾーンは足指から頭まで伸び、ゾーン1は親指から発します。手も同様に地図であらわされます。ゾーン1は、親指からはじまります。

10本のエネルギーゾーン

　頭痛や腹痛がひどい時、私たちは本能的にどうするでしょうか。痛む部分に手をやり、少しでも痛みをやわらげようとするでしょう。ということは、痛みの症状をやわらげるために圧迫を加えるという行為は、人間が生来もっているナチュラルな行為だともいえるでしょう。

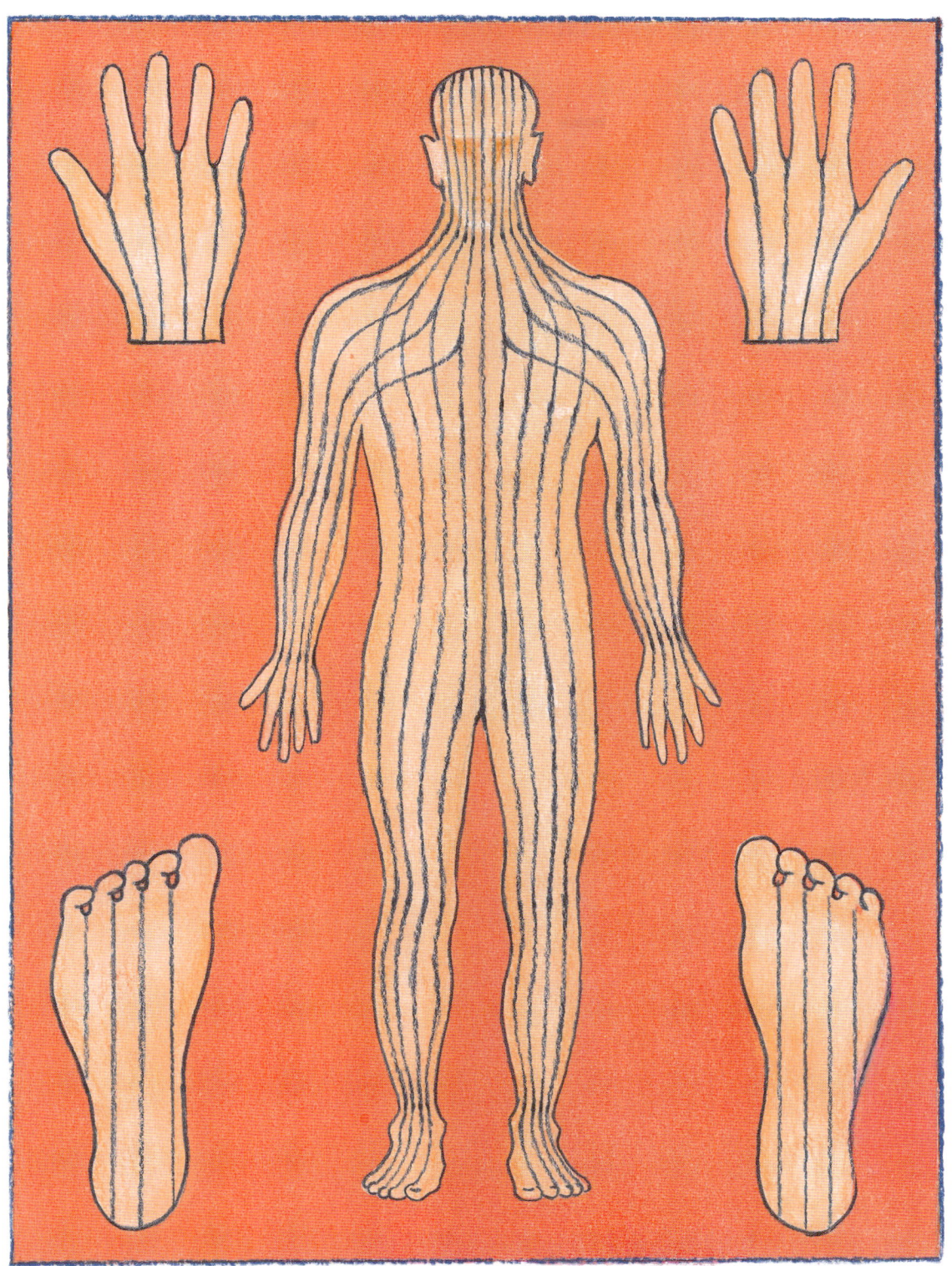

10本のエネルギーゾーンは、からだの左右にそれぞれあり、5組のペアに分かれています。ゾーン1は、両足の親指からからだの中心線を通り、足、腕の内側、脊椎に通じています。この部分でエネルギーの流れに何らかの障害があると、このゾーンの器官、あるいは機能に影響をおよぼします。からだの重要な部分、つまり鼻、口、喉、脊椎、生殖器が含まれるので、このゾーン1は、もっとも敏感に足に反応します。脊椎部分の反射点(ポイント)に治療をするだけでも、いろいろな不調を軽減することができます。これは脊椎部分からおこる神経が、からだ全体の機能を刺激するためです。

　ゾーン2は、手の人差し指から足の第2指につながる線です。このようにしてからだを10個の断面に分けながら、全身をくまなく処置することができます。

　からだをエネルギーチャンネル、あるいは縦の線で分断するこの方法は、指圧や鍼灸(しんきゅう)の根本原理と似ています。ただし、リフレクソロジーの講習においては、経絡(けいらく)自体を強調することはなく、経絡(けいらく)の位置や番号などをとりあげることはしません。そのかわり、人体図を指しながら、どのように身体の機能および器官が足の裏、つま先、手のひら、指に反射されているかを一つひとつ学んでいきます。リフレクソロジーと他の経絡(けいらく)治療のもうひとつの相違は、足と手をリラックスさせる親指と人差し指のテクニックです（参照→P.36〜37）。

電気人体図

　日本人の療法士、モトヤマヒロシは、エネルギーゾーンと指先とつま先にある経線の先端の電気人体図を学び、これをセイケツと名づけました。この結果を得るため、モトヤマは経線両先端の電気刺激の変化を計測することで、エネルギー妨害を発見する機械装置を考案しました。それにより、からだがその兆候を示す前に、病気を関知することができるようになりました。これは、リフレクソロジーの施療者が、からだのさまざまな機能や器官に関連している手や足の先端にたまった緊張や微粒子状の堆積物をとり除く方法と似ています。

　モトヤマの業績は、施療者たちが数世紀にわたって経験してきたことを実証しています。つまり、経線のある局所がつまると、エネルギーの流れが遅くなったり、早くなったり、その一箇所に集中してたまってしまいます。それからしばらくすると、この鬱血(うっけつ)のような状態が、その部分あるいは器官の「安楽の欠如イコール病気」をあらわします。逆に言えば、エネルギーのとどこおりがリフレクソロジーにより除去

され、バランスをとり戻し、身体の機能が良くなってくると、自然治癒力が高められ、その病気の症状はなくなる、というわけです。

　補足的な治療技術の多くは、すべてではないとしても、とどこおったエネルギーの流れを正すという基本原理を共有しています。おそらくこれから研究が進めば、施療者の知識や実践が証明されていくことでしょう。

手足のガイドライン

　リフレクソロジーを理解するには、以下に示したような手足のガイドラインを学ぶことが不可欠です。これらのラインは、手足をおおまかなセクションに分けます。さらにそうすることによって、間接的に身体全体を部分分けしているのです。リフレクソロジーでは、とくに足は全身を完全に映す鏡であることを認識することが必要です（参照→P.22〜23）。

　足の横隔膜ラインは、中骨のすぐ下に位置します。この線を中心に指側の皮膚の色は明るく、線から下は暗い色なのですぐにわかります。手の横隔膜ラインは、人差し指のつけ根から約2.5センチ下がったところにあります。

　足のウエストラインは、足の中心部にあります。人差し指を外側から沿わせて、中骨の継ぎ目にさわる部分がそれです。この継ぎ目から、横に線を引いてみます。これがウエストラインです。これは、あなた

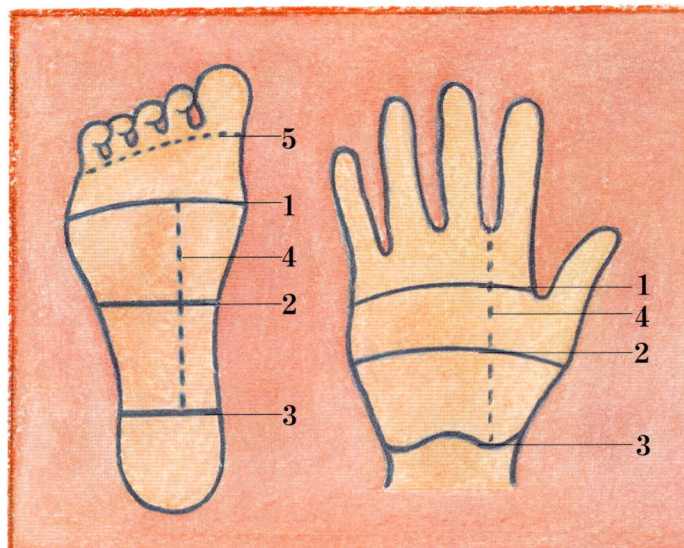

手足のガイドラインの位置を覚える
手足の反射点はすべて、ガイドラインの上か下、または中側か外側にあります。手は足よりも面積が狭いので、手のガイドラインは足のものより互いに接近しています。

1. 横隔膜ライン
2. ウエストライン
3. 骨盤ライン
4. 靱帯ライン
5. 肩ライン（足のみ）

がこれから治療しようとしている人の腰の部分をあらわしています。もし、腰の位置が低ければ継ぎ目は低く、高ければ継ぎ目も高くなります。手のウエストラインは、親指と手の継ぎ目のあたりにあります。

　足の骨盤ラインは、かかとのつけ根部分に位置します。くるぶしの外側と内側から下ろした線をつないだところです。手の骨盤ラインは、親指の下の柔らかく、ふくらんだ部分で、手首から約2.5センチ下げたところにあります。

　足の靱帯ラインを見つけるには、親指を上向きにそらせてみて、人差し指と中指のつま先の溝の間に感じられる、ぴんと引き締まった、伸縮性のある垂直な線です。手の靱帯ラインは、中指と薬指の間からはじまる線です。

　肩ラインは、派生的なラインと解釈されており、足だけにあり、指のつけ根の下に位置します。

足：全身を映す鏡

　右ページにある足の絵図をよく見てください。足がいかに明確に人体を映しているか、すぐにわかるでしょう。足のガイドラインを示す図形に慣れ親しめば、その感は一層増すはずです（参照→P.21）。

　もう一度、右ページのイラストに戻ります。右足は右半身を、左足は左半身をあらわしていることもわかるはずです。両足をつけると、人体の輪郭がかたどられています。親指は頭に、足の側面はからだの外側、つまり肩、ひざ、ヒップなどをあらわしています。

　足の外観の様子には、見逃せない重要な症状があります。たとえば、足の親指のつけ根にできるまめは、首の状態をあらわすと考えられます。そしていってみれば、右足にある首の反射点（ポイント）の感受性が、同じ側にできたまめに重要でしょう。足の外側の皮膚が硬くなると、肩の反射点（ポイント）につながり、肩の調子をあらわすことがあります。

　魚の目やタコ、皮膚の硬化のためにある部分の治療ができなくなると、リフレクソロジーの理想的な効果はあがりません。足の痛みは顔に出るといわれてきましたが、まさしくそのとおりです。

足とからだ

2つの足の絵（右ページ）を見ると、足が人間のからだを反映しているのがよくわかります。足は実によく体型をあらわします。肩幅が広く大きい人なら、指のつけ根も幅広くなっています。背が高くやせた人なら、足も幅が狭く長い指です。また足の曲線は、脊椎の曲線をあらわします。

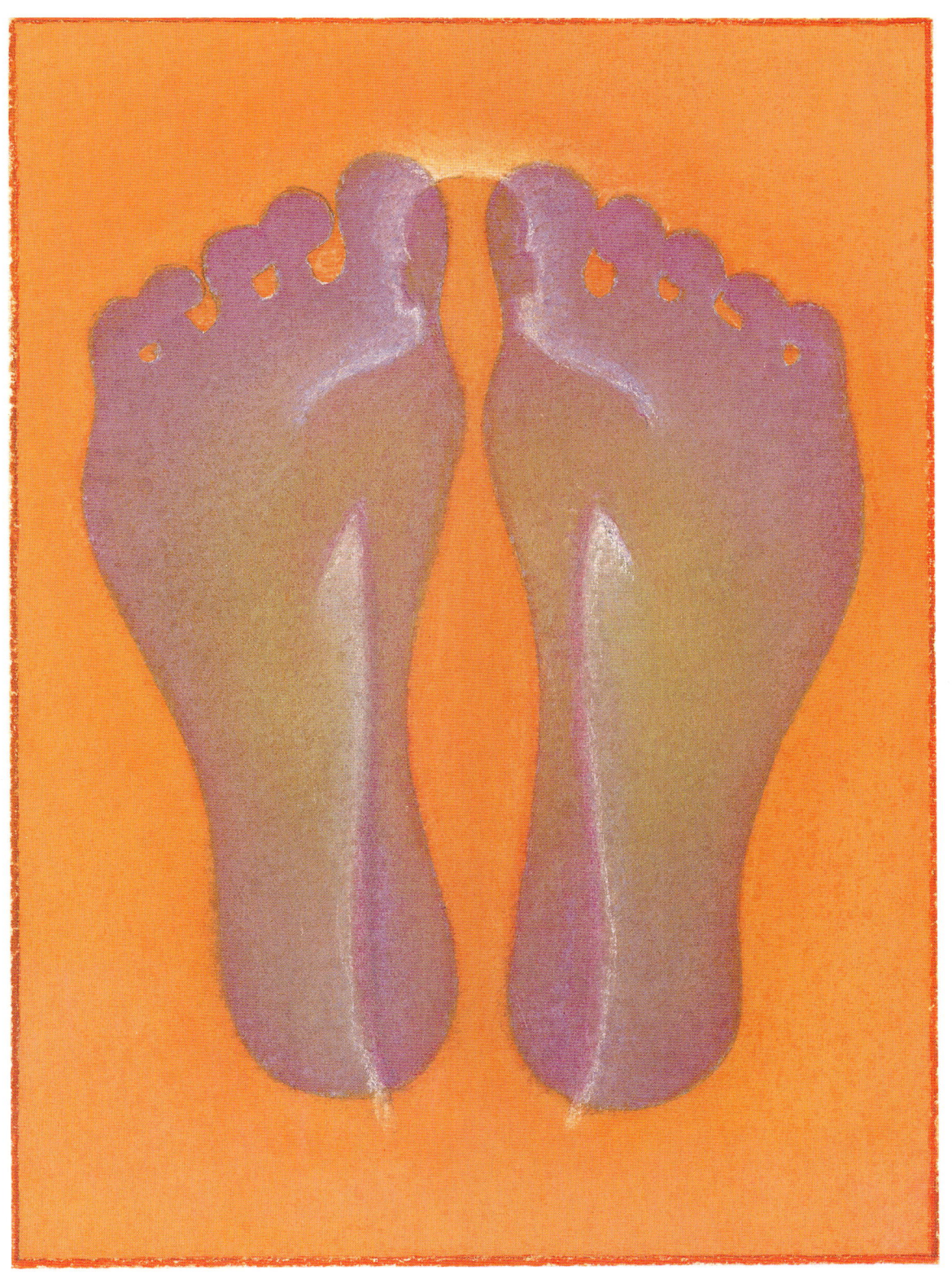

足—足の裏側
The Feet – Plantar View

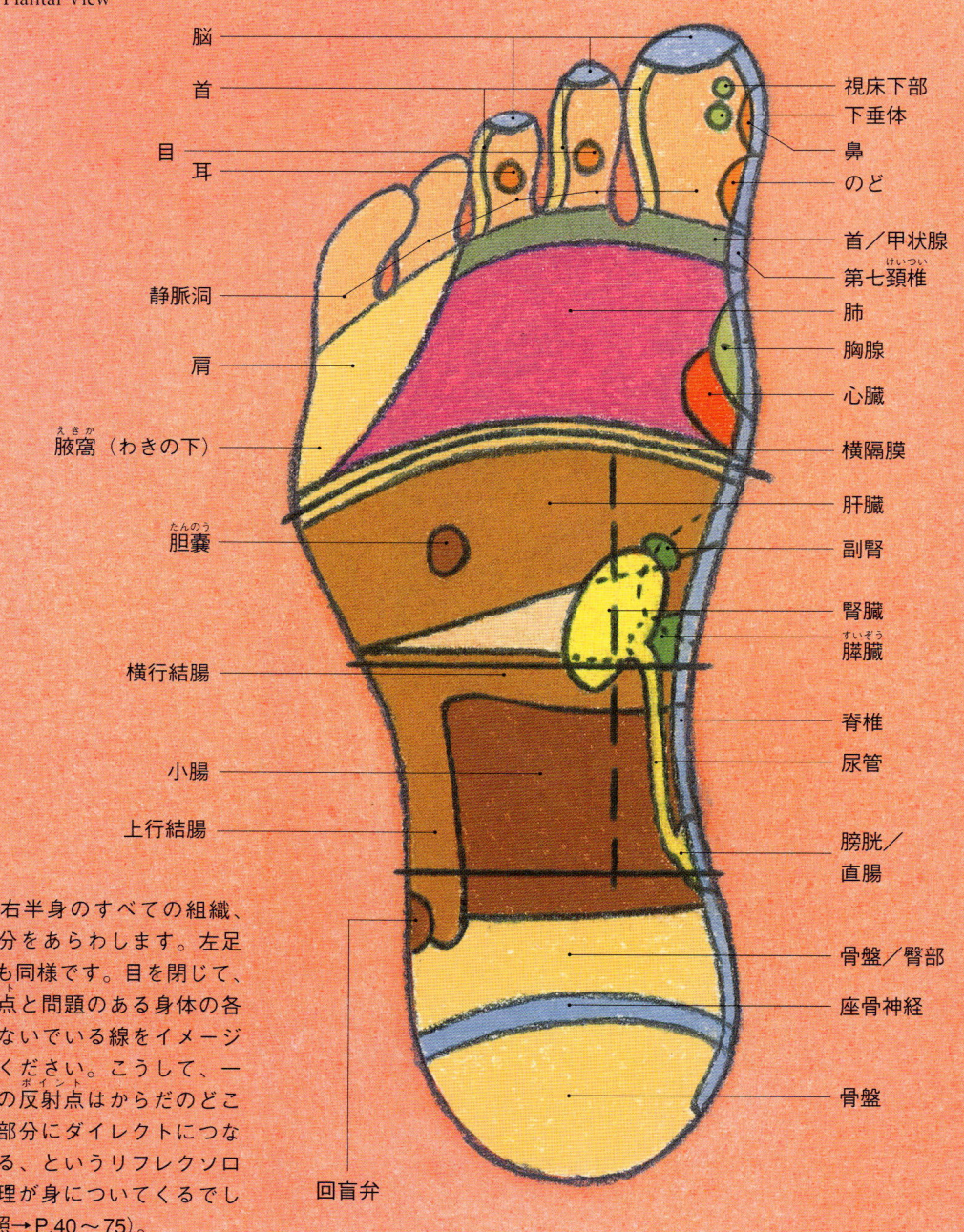

右足は、右半身のすべての組織、機能、部分をあらわします。左足の反射点（ポイント）も同様です。目を閉じて、足の反射点（ポイント）と問題のある身体の各器官をつないでいる線をイメージしてみてください。こうして、一つひとつの反射点（ポイント）はからだのどこか特定の部分にダイレクトにつながっている、というリフレクソロジーの原理が身についてくるでしょう（参照→P.40～75）。

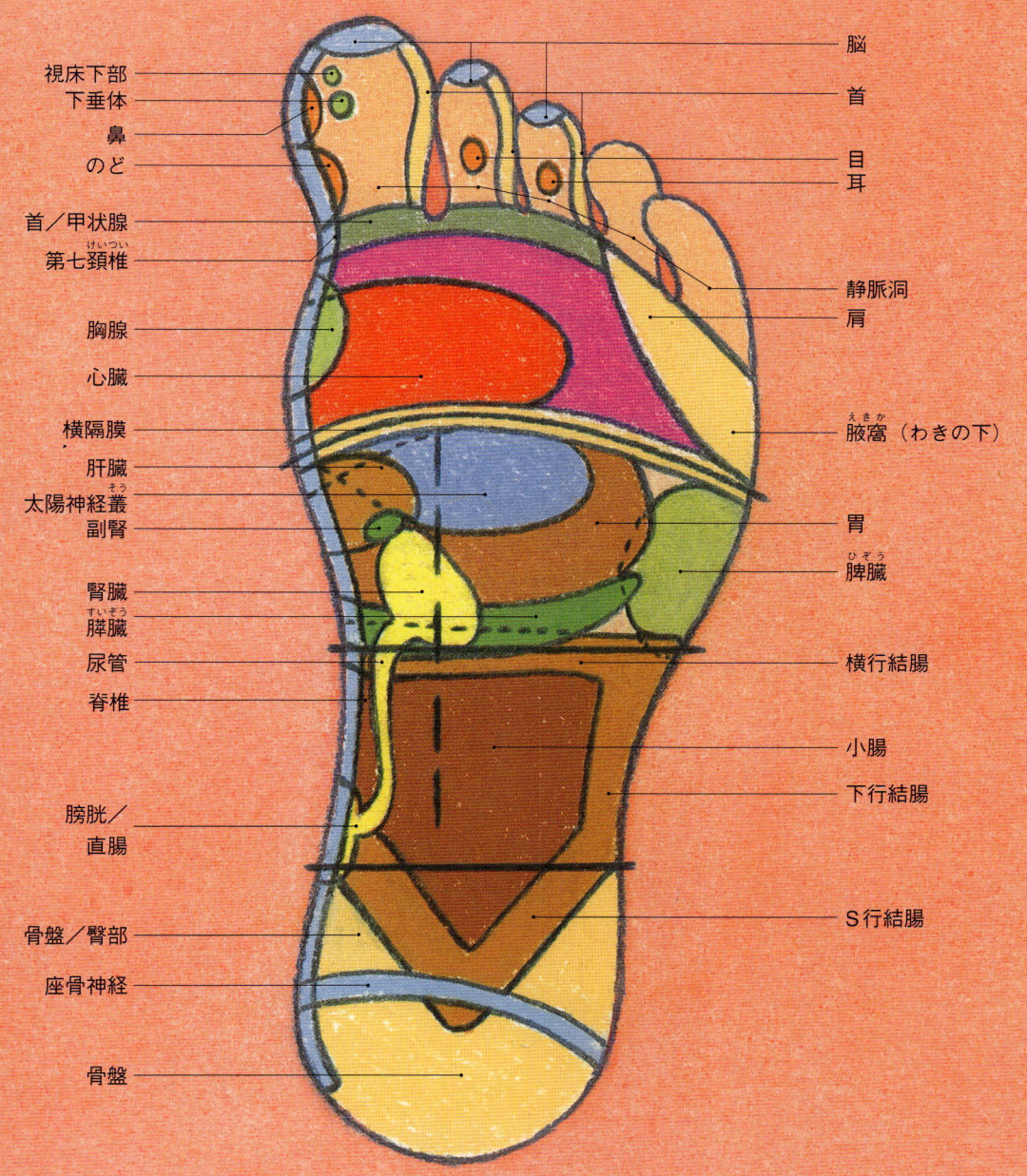

THE FEET—PLANTAR VIEW

25

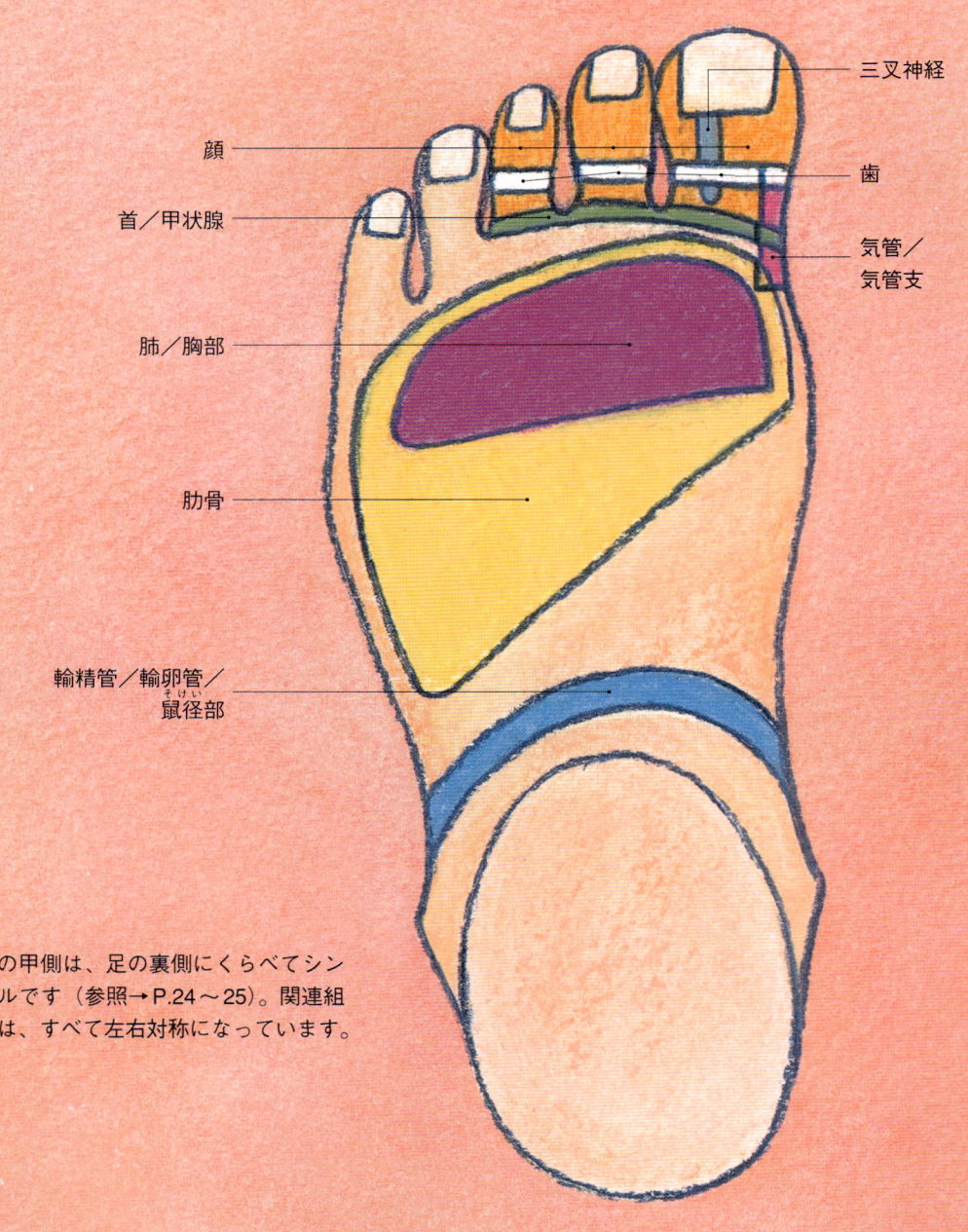

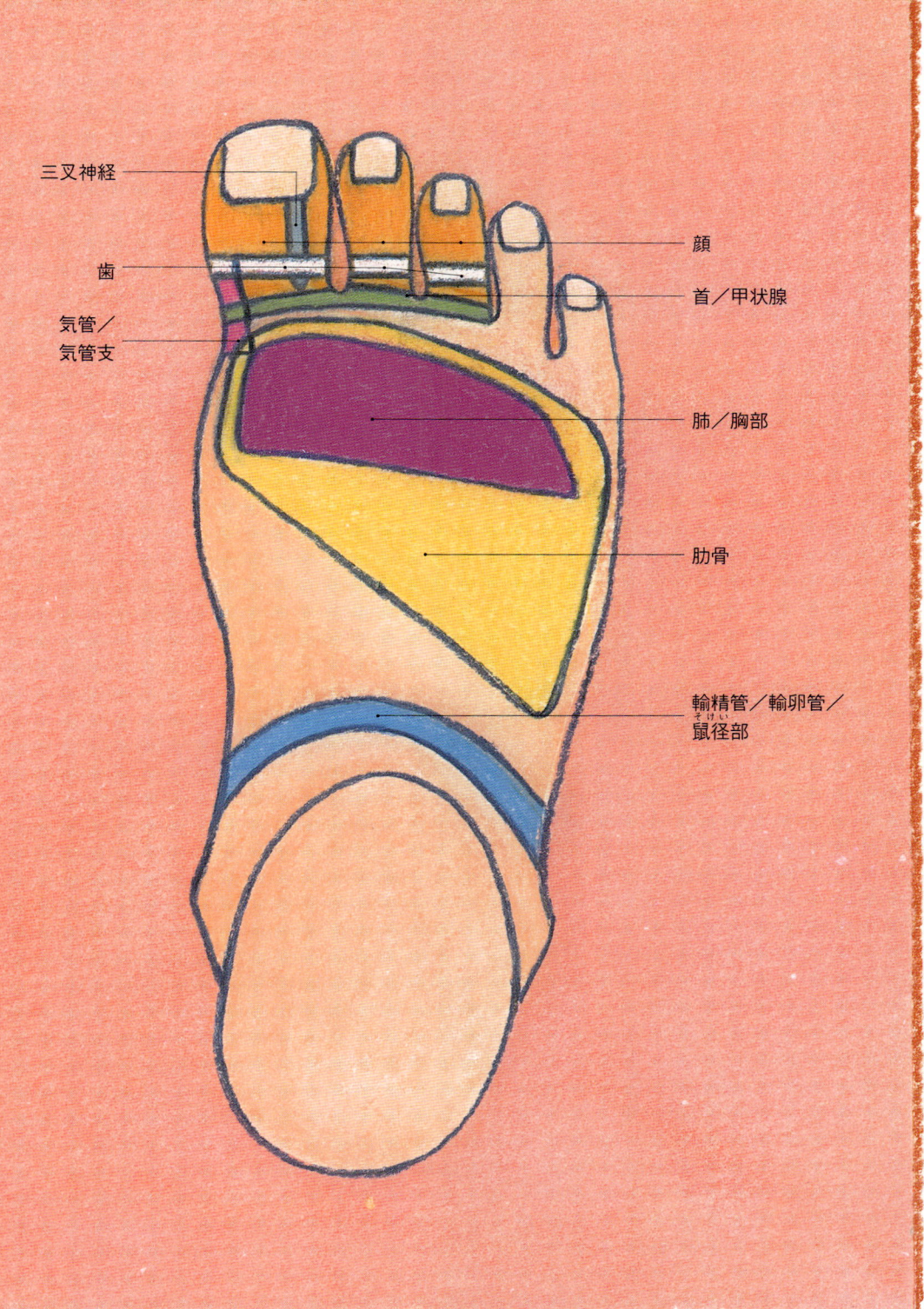

足—外側
The Feet – Lateral View

足の外側には、ほんの少し反射点(ポイント)があるだけです。しかし、ここには上腕部の筋肉、とくに腕の上げ下げによってこりやすい二頭筋の反射点(ポイント)があります。かかとには、臀部の骨太の関節と骨盤の反射点(ポイント)があり、卵巣および精巣もここにつながっています。

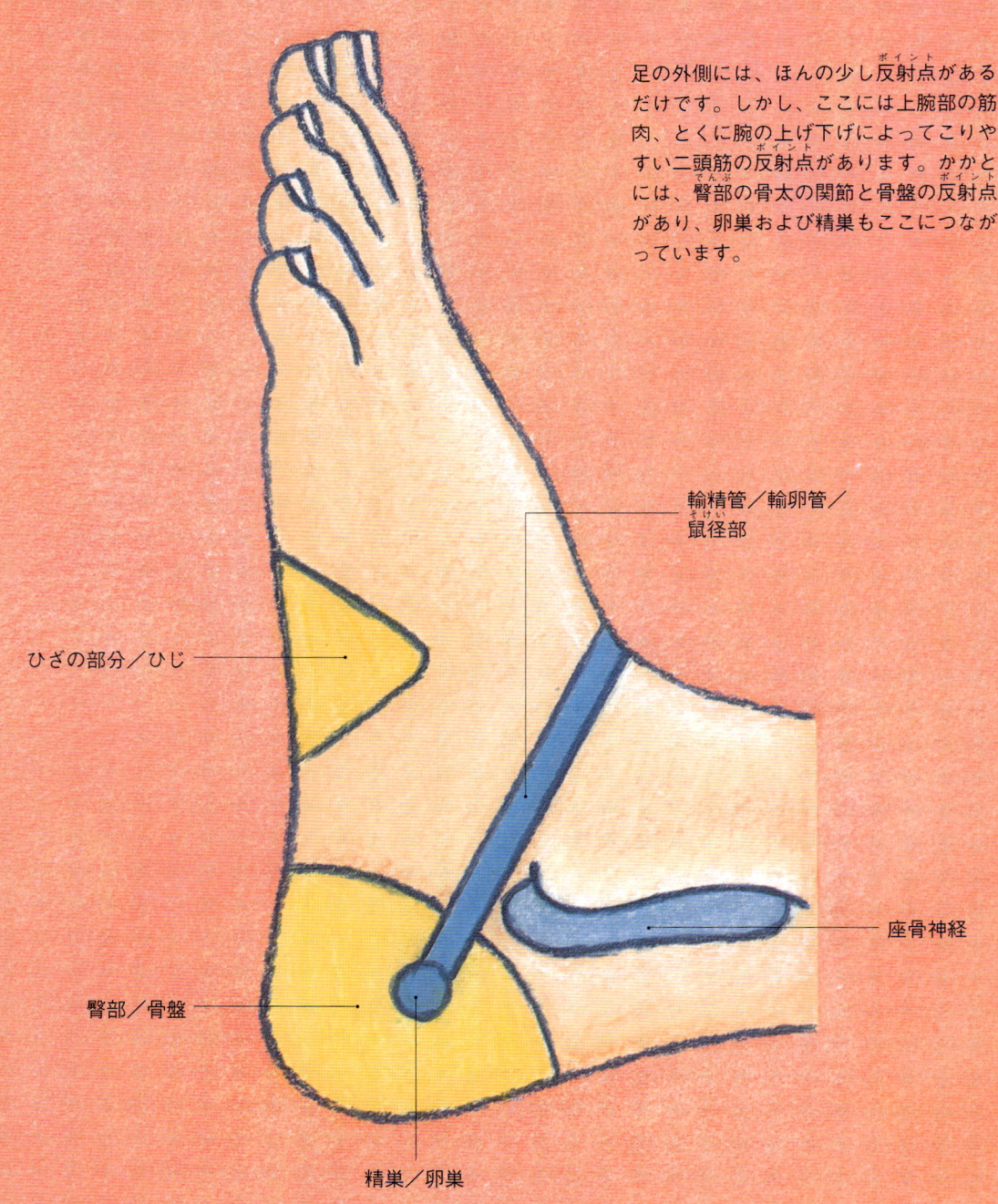

- 輸精管／輸卵管／鼠径部
- ひざの部分／ひじ
- 座骨神経
- 臀部／骨盤
- 精巣／卵巣

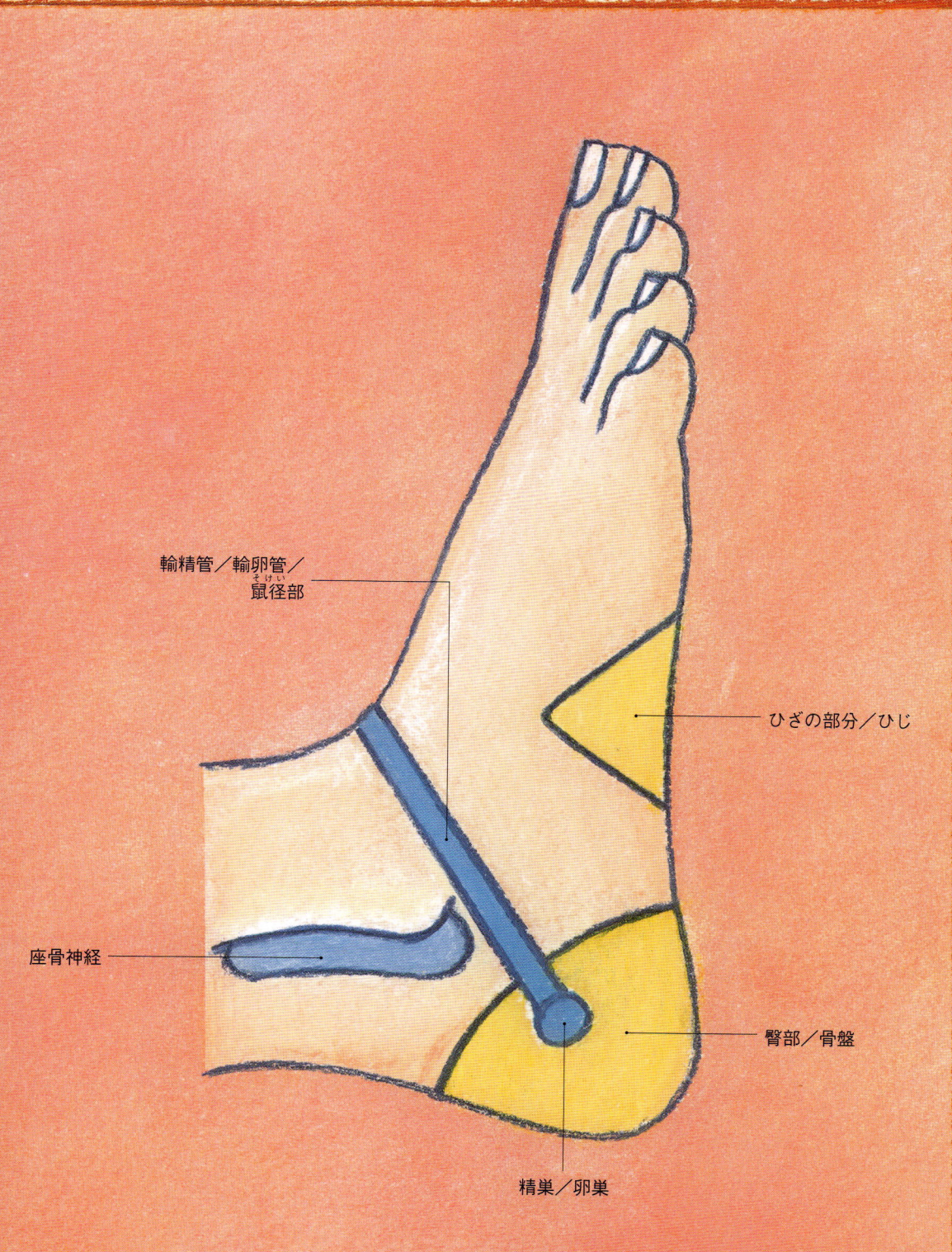

足—内側
The Feet – Medial View

足の内側には、脊椎、中枢神経、脳につながる重要な反射点(ポイント)がすべてあります。足の形は、体型とよく似ています。実際、足の曲線と脊椎の曲線がそっくりです。脊椎はいくつかのグループに分けられ、かかとの部分が尾てい骨になります。脊椎の反射点(ポイント)は、左右対称です。

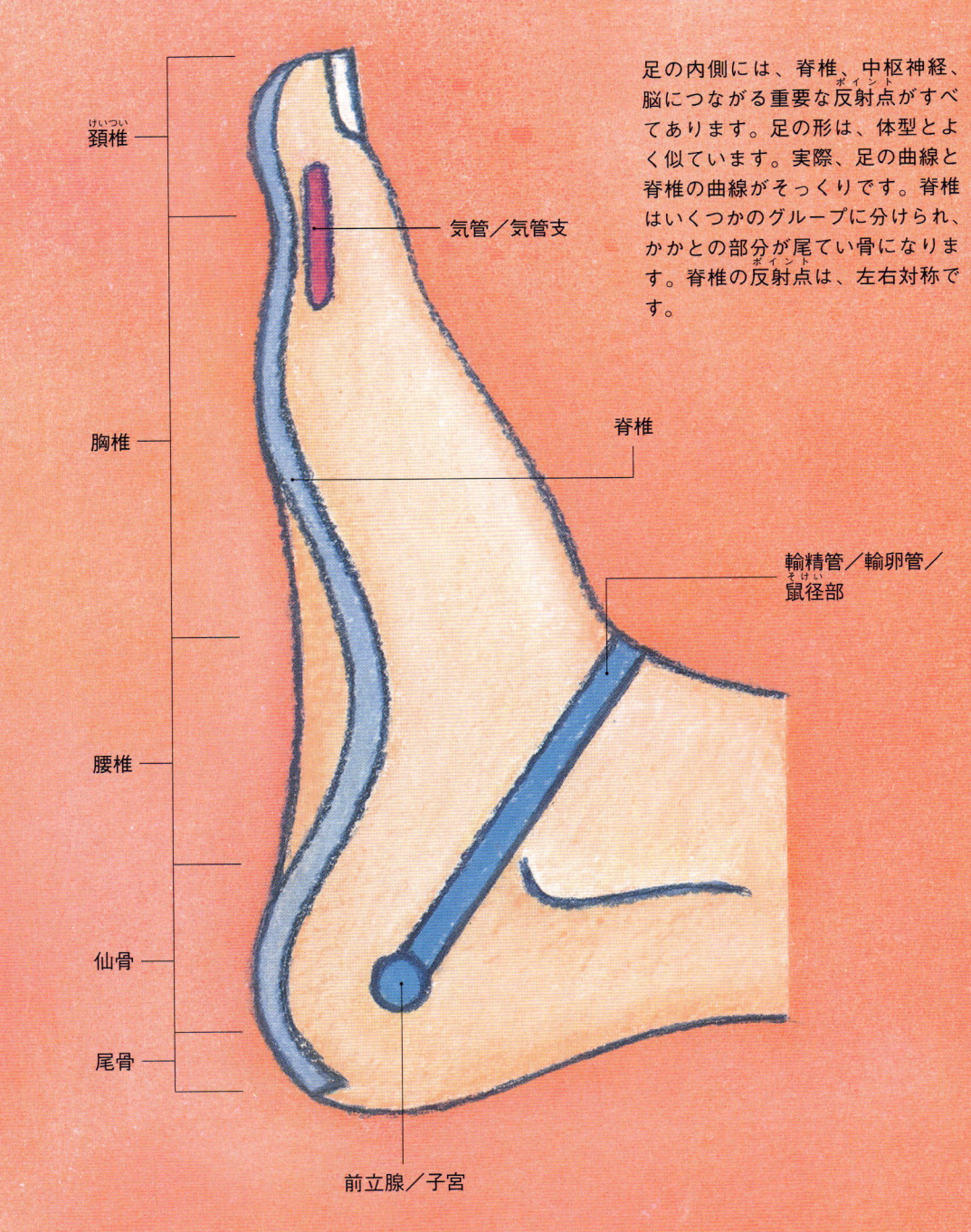

- 頚椎(けいつい)
- 気管／気管支
- 胸椎
- 脊椎
- 輸精管／輸卵管／鼠径部(そけい)
- 腰椎
- 仙骨
- 尾骨
- 前立腺／子宮

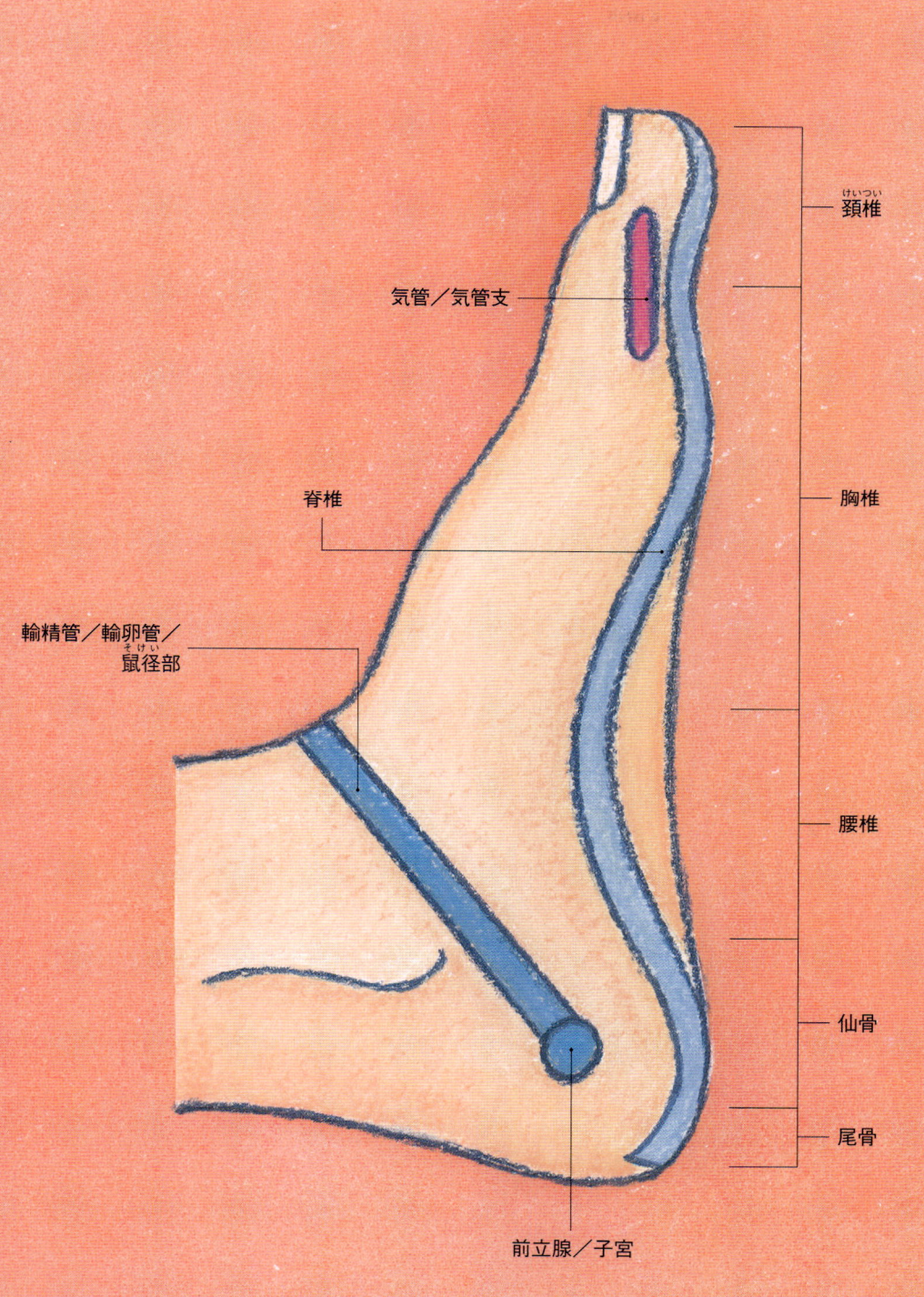

手—手のひら側
The Hands – Plantar View

頭、目、耳、静脈洞、肺の反射点（ポイント）が両手の手のひらに左右対称にあります。左右どちらか一方にある器官については、反射点の分布も異なっています。

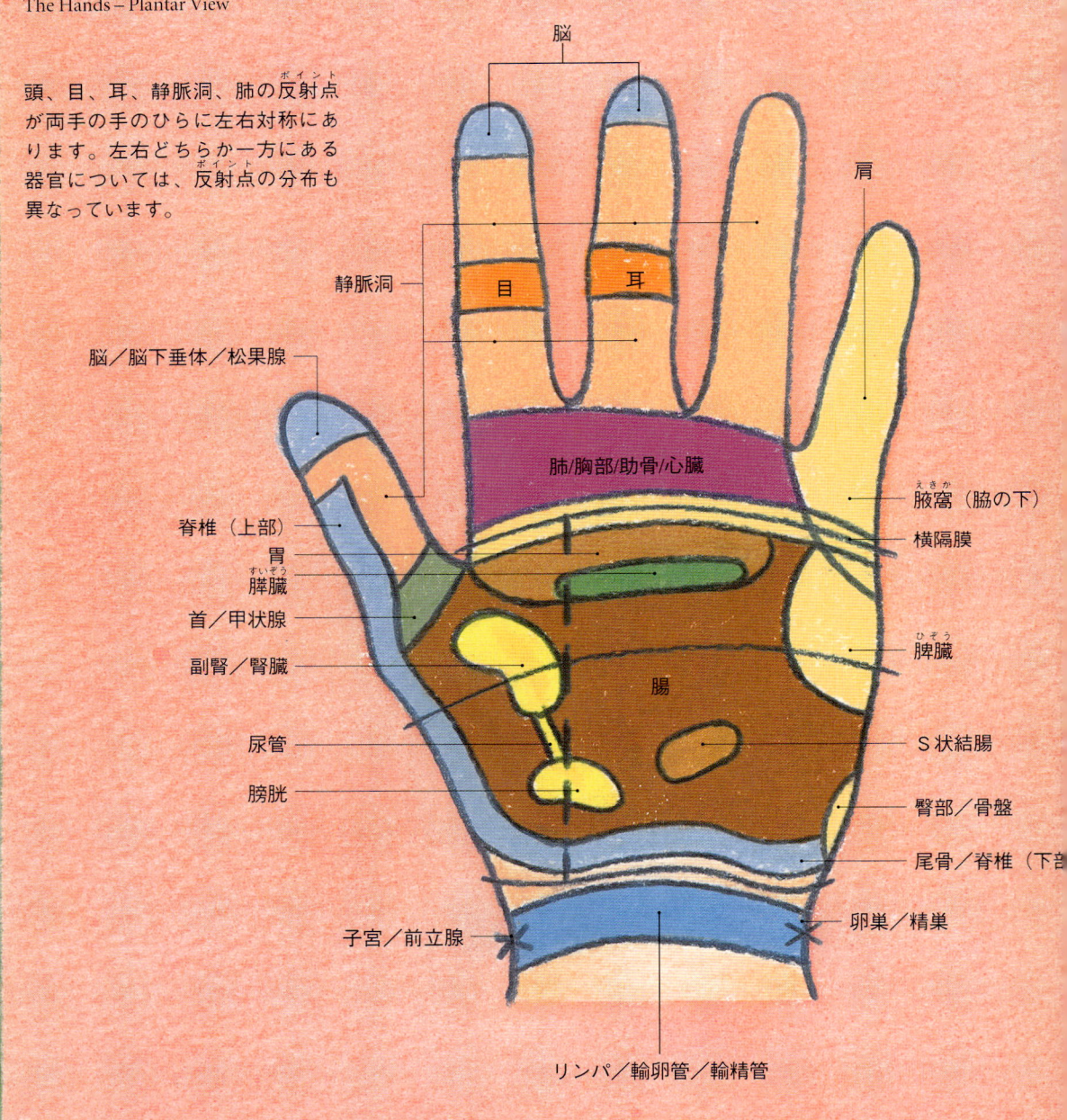

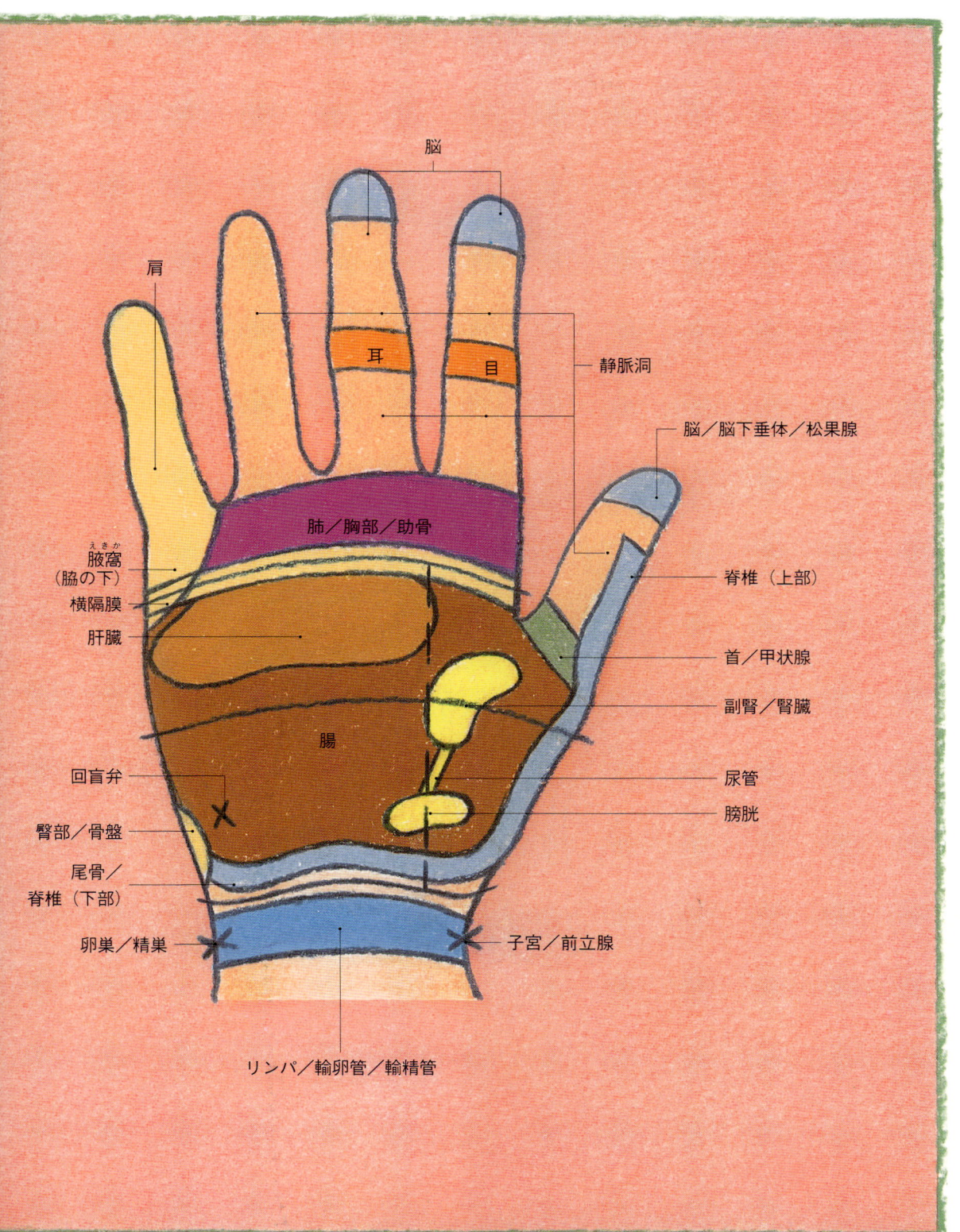

手—手の甲側
The Hands – Dorsal View

手のひら側から続くガイドライン（参照→P.32〜33）を甲側につなげると、各組織の反射点（ポイント）が重なっていることがわかるでしょう。手には厚みがないので、内側、外側の区別はありません。

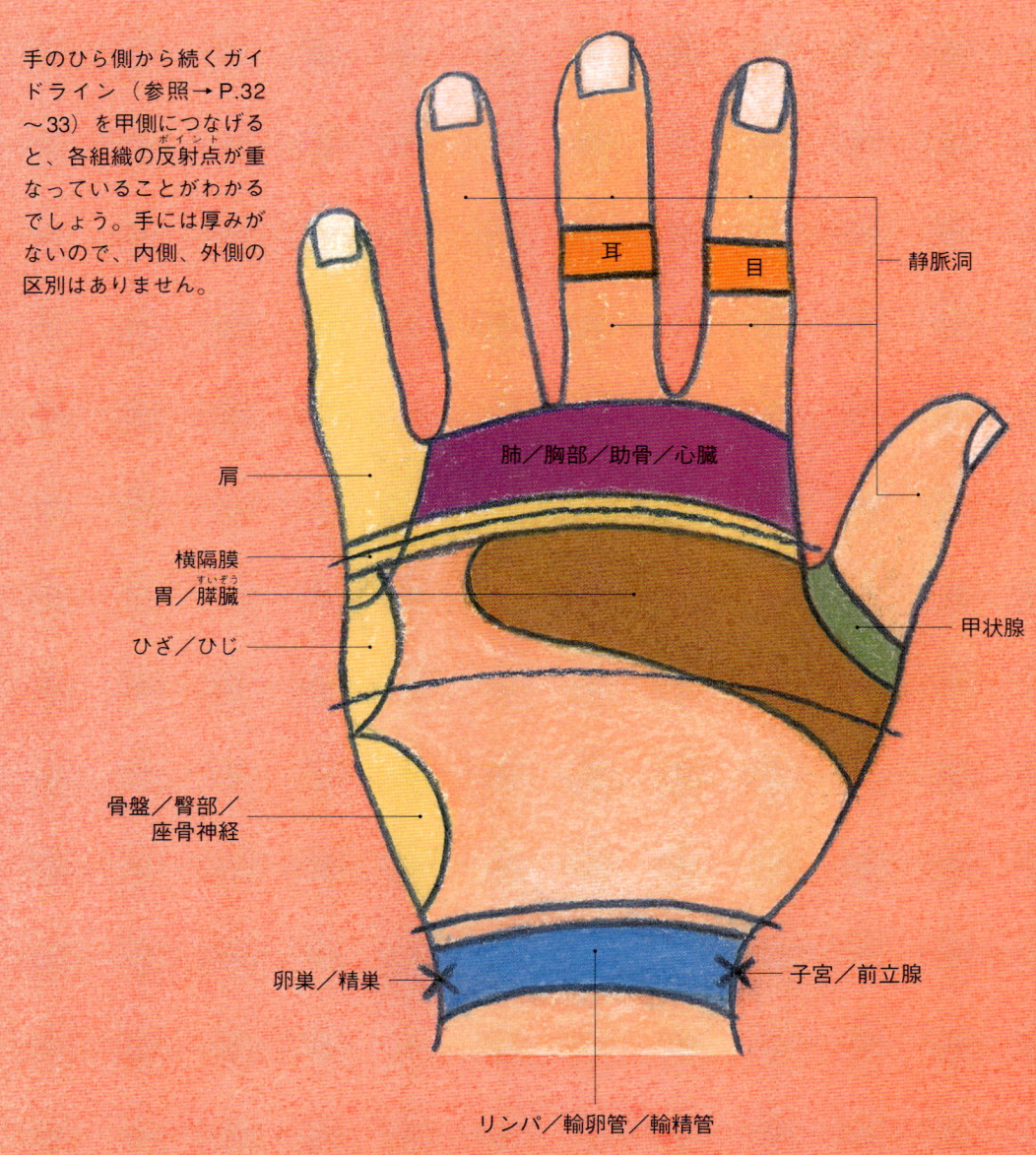

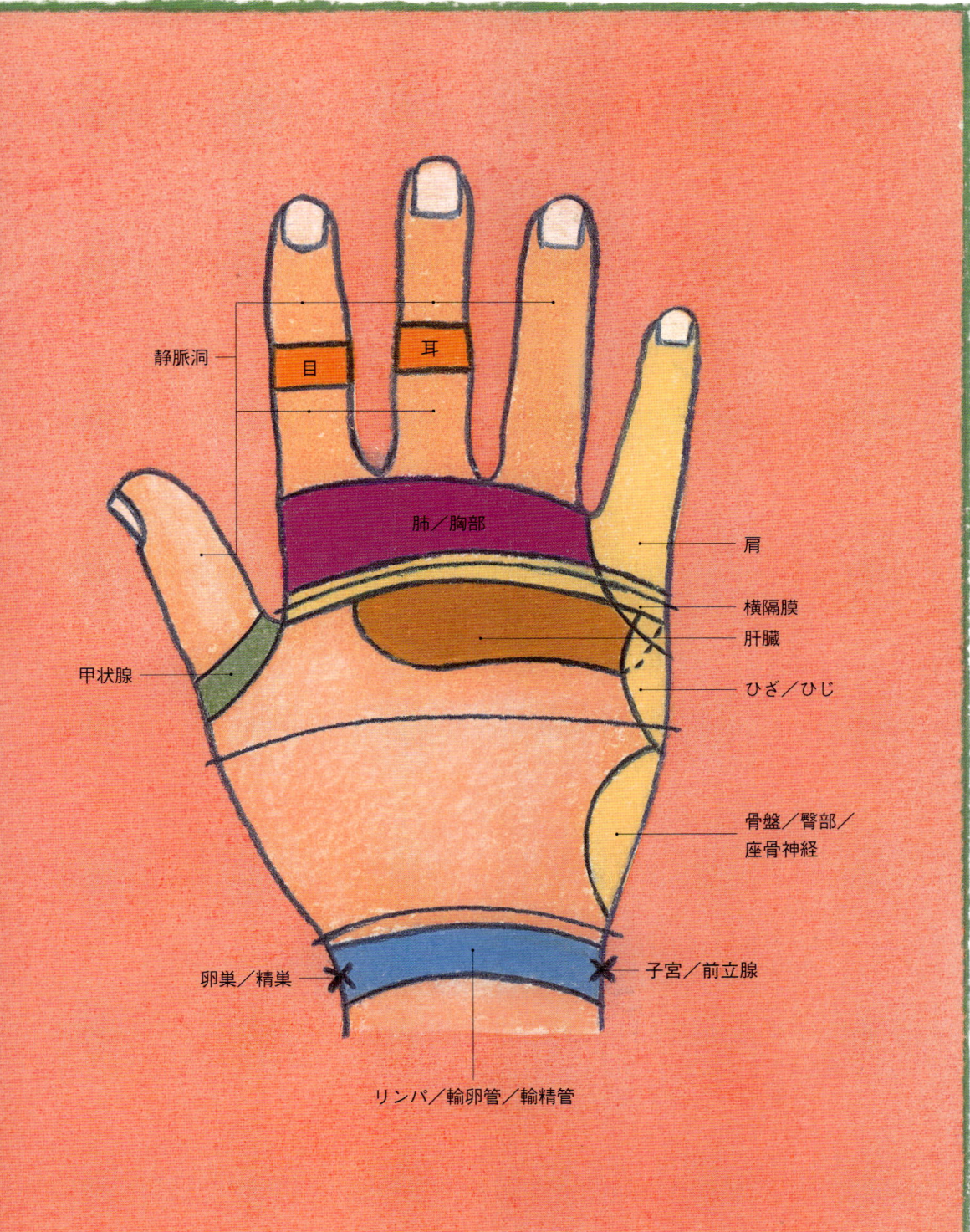

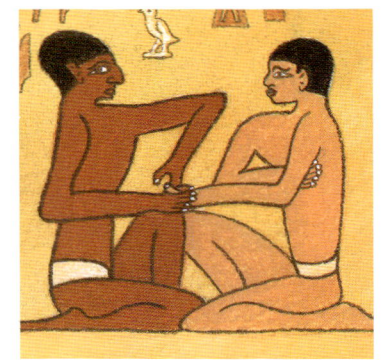

Chapter Three
基本テクニック
Basic Techniques

　リフレクソロジーの治療において、親指と人差し指を正しく使うことが、最高の力を引き出す鍵です。反射点はごく小さなもので、何千という点が手足に分散しています。たとえ1個の点でも見失わないよう、親指あるいは人差し指の一つひとつの動きを正確に、しかも慎重にするべきです。間隔がきっちり詰まった針の列が並んでいる昔の針刺しを思い出してみてください。あなたの親指あるいは人差し指は、ちょうどその針の頭を一つひとつ順番に押そうというものです。

　指の動きは、つねに前方に向かって圧すことを基本とし、決して後ろ向きにはしません。円を描いたり、滑らせるようなテクニックも禁止です。もうひとつ忘れてはいけない大事なことは、リフレクソロジーの治療を与える際に絶対に爪を立ててはいけない、ということです。かわりに指の平らで柔らかい面を使います。そうでないと、治療を受ける人の足の皮膚に、あるいはもしあなたが自分自身のためのリフレクソロジー（参照→P.88～97）を行う際には、手の皮膚に爪が食い込んでしまい、それは不快で、痛みをともなうことさえあります。爪を伸ばすことは、リフレクソロジストには禁物です！

　リフレクソロジーの基本的なテクニックをこれから学ぼうとする人たちからよく質問されることは、「どれくらいの力で指圧すればいいのか」ということです。大ざっぱですが、これは直感に頼るしかありません。たとえば、自分の手に圧力を加えても、手には強い力に対する耐性がありますから、自分の指圧が強すぎるのかどうか、測ることはできません。しかし、他人の足に治療する場合の目安として、足は手よりもっと敏感でもあるので、受け手が縮み上がったり、足を引っ込めたりするほどの圧力を加えてはいけません。親指および人差し指

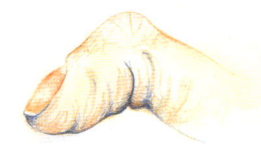

曲げすぎ

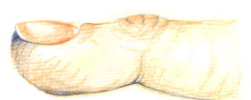

平たすぎる

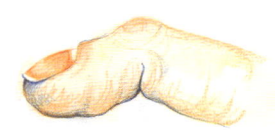

正しい

指のテクニック
親指あるいは指の動きは、イモムシに似ています。一度に移動するのは、わずか約1.5ミリです。動きはつねに前方に向かい、円を描いたり滑ったりという動きはしません。

に、どれだけの力とコントロールが必要なのかを体得するには時間がかかります。それでもいつか、きっとあなたの基本テクニックが向上していくにつれ、受け手にとってあなたの治療が心地よい体験として感じられるような、スムーズかつ適度な力をものにすることができるようになるでしょう。

いつも念頭においていたいことは、次の4つの基本的事項です。①反射点(ポイント)はごく小さなものなので、指の動きは小さくし、細心の注意を払うこと。②動きはつねに前向き、後ろに戻らないこと。③爪が皮膚に食い込むことを避けるために、指先ではなく、指の腹を使うこと。④しっかりとした力で圧すことが大切ですが、不快感や痛みを与えるほど強くしてはいけないことです。

もし治療にとりかかる前に、相手の手や足にオイルやクリームを塗りたいと思っていても、それは絶対に避けてください。ヌルヌルな皮膚は、あなたと反射点(ポイント)との接触を鈍くしてしまいます。

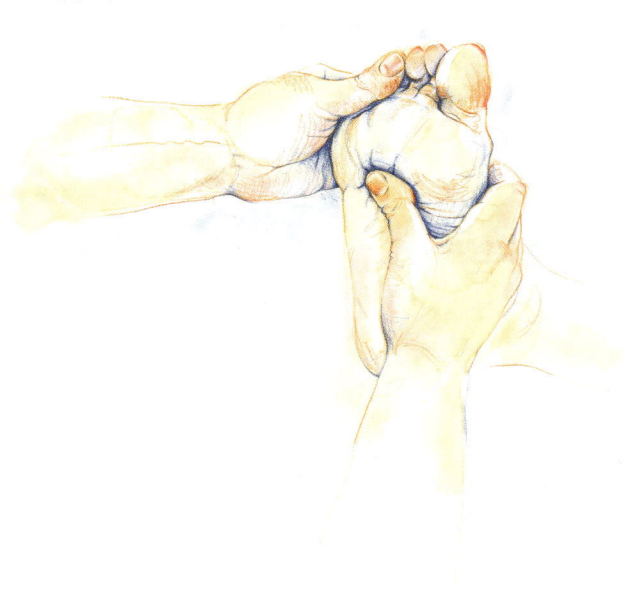

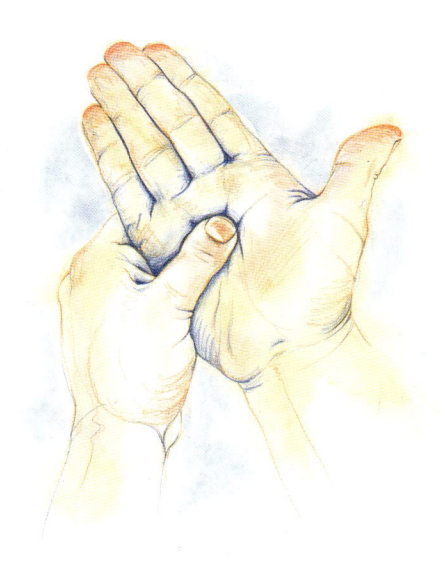

基本の手順

他人の足や自分の手を治療する際、反射点(ポイント)は極小であることを忘れないでください。ある特定の部分を完全に、しかも正しくとらえるために、適度にゆっくりと、規則正しい動きを心掛けましょう。一度このテクニックを習得すれば、リフレクソロジーの基本をひとつマスターしたことになります。

手足を治療する

　手のリフレクソロジーは、自分で行うものなので、自由に動かせるのは片手だけということになります。つまり、他人の足を治療するよりも制限があるということです。手のひらに指をはわせるようにし、十字を描くようにします。親指で指を下から上へ指圧し、次に手を返し、人差し指で甲側の指のつけ根から手首にかけて指圧します。

　受け手の右足を治療する場合には、左手で支え、右手親指で内側からはじめます（参照→P.5）。右足を右手親指で、左足を左手親指で開始すれば間違いありません。

手を支える

自分の手をあつかう時は、ひざにクッションなどをおき、その上に手を休め、もう片方の手で支えます。痛みを感じる反射点(ポイント)を触る時には、繰り返しその周辺を指圧します。片方で10分間位ずつ行います。

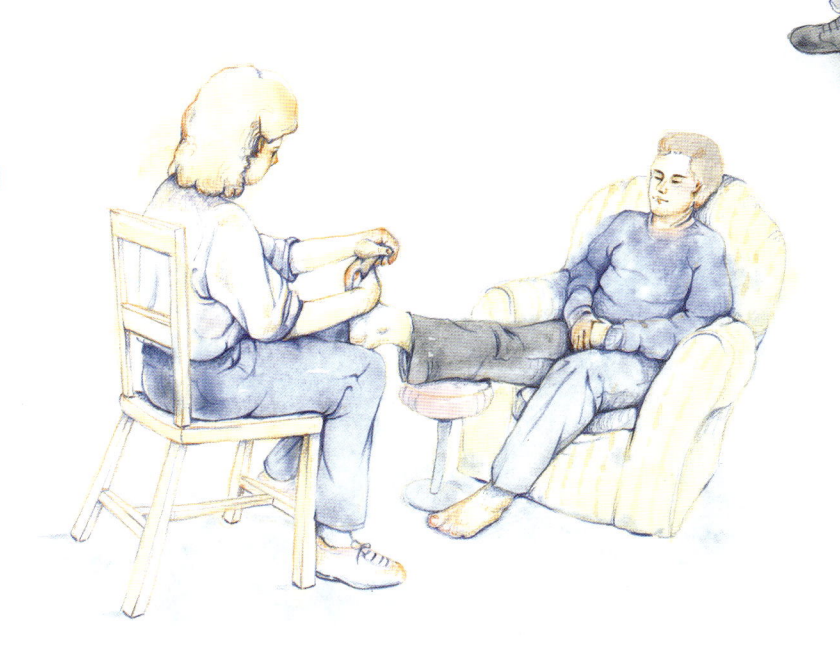

足を支える

受け手を楽なリクライニングチェアか庭用のラウンジチェアに腰掛けさせます。足の裏やウエストライン（参照→P.21）より上の部分を治療するなら、つま先を支えます。ウエストラインより下の部分なら、かかとを支えます。

フッキングとローテーション

　指のはうような前進運動とは別に、「フッキング」と「ローテーション」のテクニックがあります。ただし、これらは特別な刺激が必要な時のみ用います。フッキングとローテーションを用いられるのは、次の3つの部分です。まず、ローテーションは腎臓の反射点（ポイント）（参照→P.24～35）に適しています。カフェインや着色料、添加物のとりすぎで炎症をおこしやすいところです。次に、回転は目、鼻の反射点（ポイント）に向いています。3番目は、回盲弁の反射点に対してフッキングを用います。腸の不調をやわらげる効果があります。

▶フッキング
　回盲弁の反射点（ポイント）は右の手足のみにあり、骨盤ラインに沿って足の外側に位置します。このラインの上を圧し、左親指で圧力を加えます。それから親指を引き、指は釣り針のようなかたちをとります。

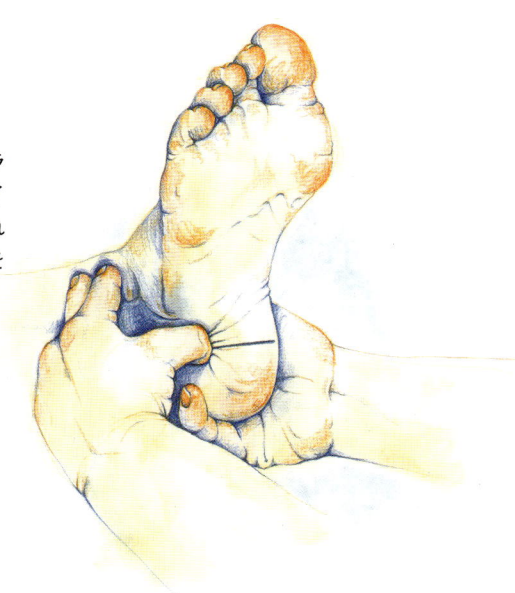

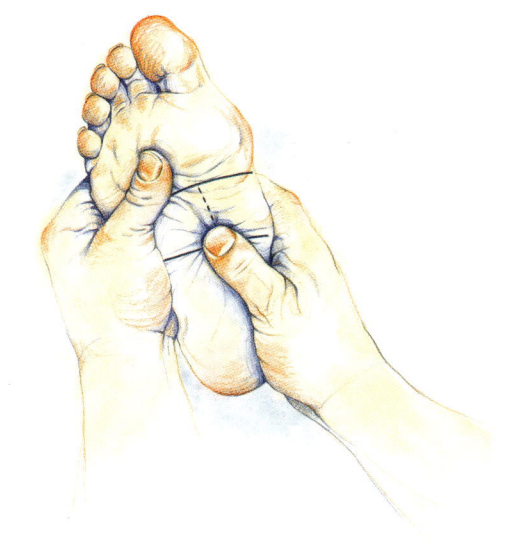

◀ローテーション
　ローテーションの技術を用いるために、親指の平らな面を関連する反射点（ポイント）にあて、親指を中心にして、足または手を回転させます。できるだけ大きな効果を引き出すために、圧力は数秒間加えます。

BASIC TECHNIQUES

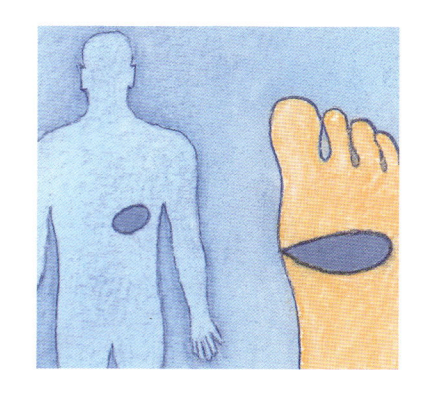

Chapter Four
身体の仕組みを理解する
Understanding the Body Systems

　この章では、人間のからだはどのように働くのか、主要な器官、部位はどこにあるのか、そしてこれらの有機的なからだの構造とリフレクソロジーの作用はどのように関連しあっているのかについての、正しい理解を追求していきます。すでに学んだように、足は人間のからだを映す鏡です（参照→P.22～23）。2本の足はただ立つためだけの、そしてぞんざいに扱ってもよい器官ではありません。足は、身体組織すべてに関する癒しの鍵だという見解に慣れてきたでしょうか。

患者のそばにいる時のマナー
　昔、薬草療法以上に優れた医療技術は、ほとんどありませんでした。薬草療法はいく世代もの間、癒しの力をもつ治療者が使ってきたものです。薬品製造が行われ、鎮痛剤や咳止め、塗り薬が入手できるようになり、また関節や筋肉の負担に対して「こする」治療法が完成したのは、比較的ごく最近にすぎません。

　最近までどんなに多くの人が、家庭でも職場でも、肉体労働を駆使してきたでしょうか。その結果もたらされるこりや痛みに非常に効果的で、人々に用いられた治療薬は、「ホースオイル」とよばれる樟脳、杜松、液状パラフィンを混合したものでした。この名前は、もともとけがをした馬の治療に用いられたことに由来します。しかし、医師たちは経験不足のため、「危篤」の患者を目の前にして、なす術をもっていませんでした。とくに肺炎や気管支炎、リューマチ熱などの病気にはお手上げでした。その結果、良い医者とは効果的な実際の治療を施すよりも、患者に対して心の平安、安らぎを与えられるかどうかによって、評価されていました。

　このような一対一のコミュニケーションおよびケアは、今日ではほ

動物の本能
私たちの祖先は、動物が病気の時、いかにして癒すかを観察することで、癒しの原理のいくつかを学びました。野生動物はまず、完全にリラックスできるような居場所を探します。熱のある動物は、水のそばの日陰で空気の澄んだところを見つけて、何も食べずじっとして、水をたくさん飲み、熱が下がるのを待つのです。リューマチになれば、日のあたる場所に休んで、病気の根が焼きつくされるまでじっとしています。

とんどなくなってきています。患者の数は年々増え続ける一方で、一人の医師がたくさんの患者を抱え、任務に追い立てられているからです。さらに、医師がゆっくり時間をかけて、一人ひとりの患者の治療にあたることは物理的に難しくなり、患者の最期を静かにみとる余裕はなくなっていったのです。さて、ここでリフレクソロジーがその真価を発揮します。リフレクソロジーは、すべての世代の人々を助けてくれるでしょう。目まぐるしいスピードで動いている、忙しい現代生活の中で、週に1度、ほんの1時間ほど、気の休まる、リラックスした、誰にも邪魔されない治療の時間をもつことが、どんなに貴重なことか、測り知れないほどです。

病気から学ぶこと

　病気は、人間の体調には欠くことのできないものです。私たち生命体から、病気を追放することは不可能です。人類は、健康と病気を克服しながら進化してきたのだし、その双方から何かを学んでいます。

　これまで私たちは、病気は悪という観点から、何とかして病気を排除することに執着してきました。そのためには、よく知りもしない強い薬を投与することも平気です。ちょっと体調が思わしくない時には、万能薬を買いに薬局に走ったり、処方箋を求めたりします。多くの場合、薬は体調を改善するのではなく、ただ症状をおおい隠してしまうだけなのです。からだにはもともと、肉体的なアンバランスに対抗するメカニズムが備わっているもので、薬はこれらのプロセスを妨害することになりかねません。

　癒しに関するホリスティックなアプローチとは、身体を変化し続けるダイナミックなエネルギーシステムとしてとらえることです。人間は、肉体だけでなり立つものではありません。人間はそれぞれ、精神的、肉体的な面が複雑に集まったバランス体であり、これは環境的、社会的要因の影響を直接受けますが、これらがひとつに統合されたものだといえます。病気の原因は、単に外見上の症状というよりも、さらに根の深いところにあるものです。しかし、科学的最先端の時代に生きる私たちは、身体の各部分を他の部分と切り離して考え、別々に治療を受けています。

　在来の医療や薬、物理療法、そして最後の手段として施す手術には、ある程度の痛みや不調をとり除く効果はあります。リフレクソロジーも目指すところは同じですが、少なくとも患者をくつろがせ、神経の緊張をほぐすことによって、たくさんの日頃の病を治療していきます（参照→P.14～17）。リフレクソロジーは、ここ数年のうちにつけ足しの治療という立場から脱し、リフレクソロジストを医学的研究分野に迎えている大学病院もあらわれました。

消化器系
The Digestive System

　リフレクソロジーは、消化器系のよくありがちな、それでいてこじれてしまった症状全般に関して、とくに効果があがることがわかっています。機能的に見て、消化器はストレスに敏感な人にはすぐに具合が悪くなってしまうと同時に、摂取した飲食物に対して強く反応してしまいます。

　消化器系とは、口、肝臓、胆嚢（たんのう）、胃、膵臓（すいぞう）、回盲弁、上行結腸、横行結腸、下行結腸、小腸、およびS状結腸のことです。

　胃は、腹部の肋骨の下に位置し、食物の貯蔵室として機能しています。空腹時にはしぼんだ風船のようですが、満腹時には3,500万個の胃壁の腺が1日3.5リットルの消化液（主に塩酸）を分泌し、食物を小腸の入り口にある十二指腸に送ります。

　肝臓は、体内でもっとも大きな器官で、大人の場合、1.2キロから1.8キロの重さがあります。腹部の上部、右側に位置し、肋骨で守られています。肝臓の分泌物でもっとも重要な胆汁（たんのう）は、胆嚢に蓄積します。胆汁塩は脂肪を乳状化し、食物に含まれる脂肪や脂肪に溶けるビタミンを消化しやすくします。

　膵臓（すいぞう）は、約15センチの長さで、胃の裏側、脊柱の前に位置します。膵臓（すいぞう）には2つの大切な機能があり、細胞を活性化させる血糖と、血糖値をコントロールするインシュリンをつくります。

　腸をイメージすると、食物が通っていくための精密な装置で、長くて弾力性のあるチューブ状になっています。腸は、胃から入ってくる食物を体内に吸収しやすいかたちにしていきます。腸管の最初の部分は小腸で、約25センチの十二指腸からはじまり、約2.4メートルの空腸、約3.6メートルの回腸でなります。次に大腸ですが、大腸は小腸よりも太いのですが、長さは小腸より短く、約1.5メートルです。上行結腸、横行結腸、下行結腸、S状結腸に分かれています。

　吸収されない死んだバクテリア、滑らかになった粘液、粗い繊維質など、腸で消化されない物質は、肛門を通って体外に排泄されます。

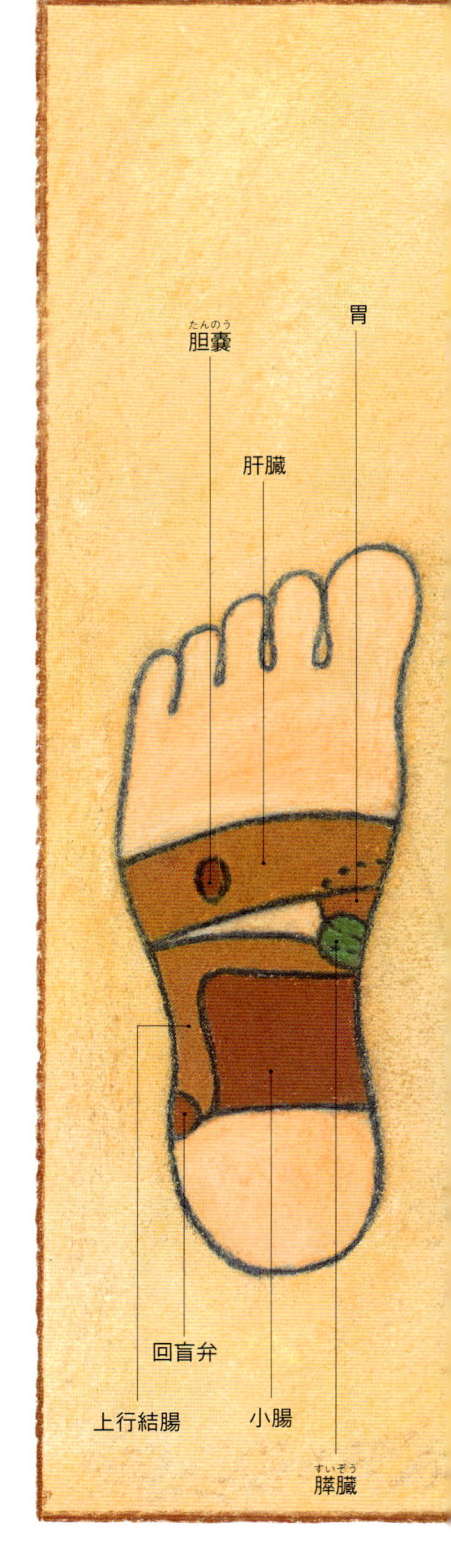

胆嚢（たんのう）　　胃

肝臓

回盲弁

上行結腸　　小腸

膵臓（すいぞう）

胃

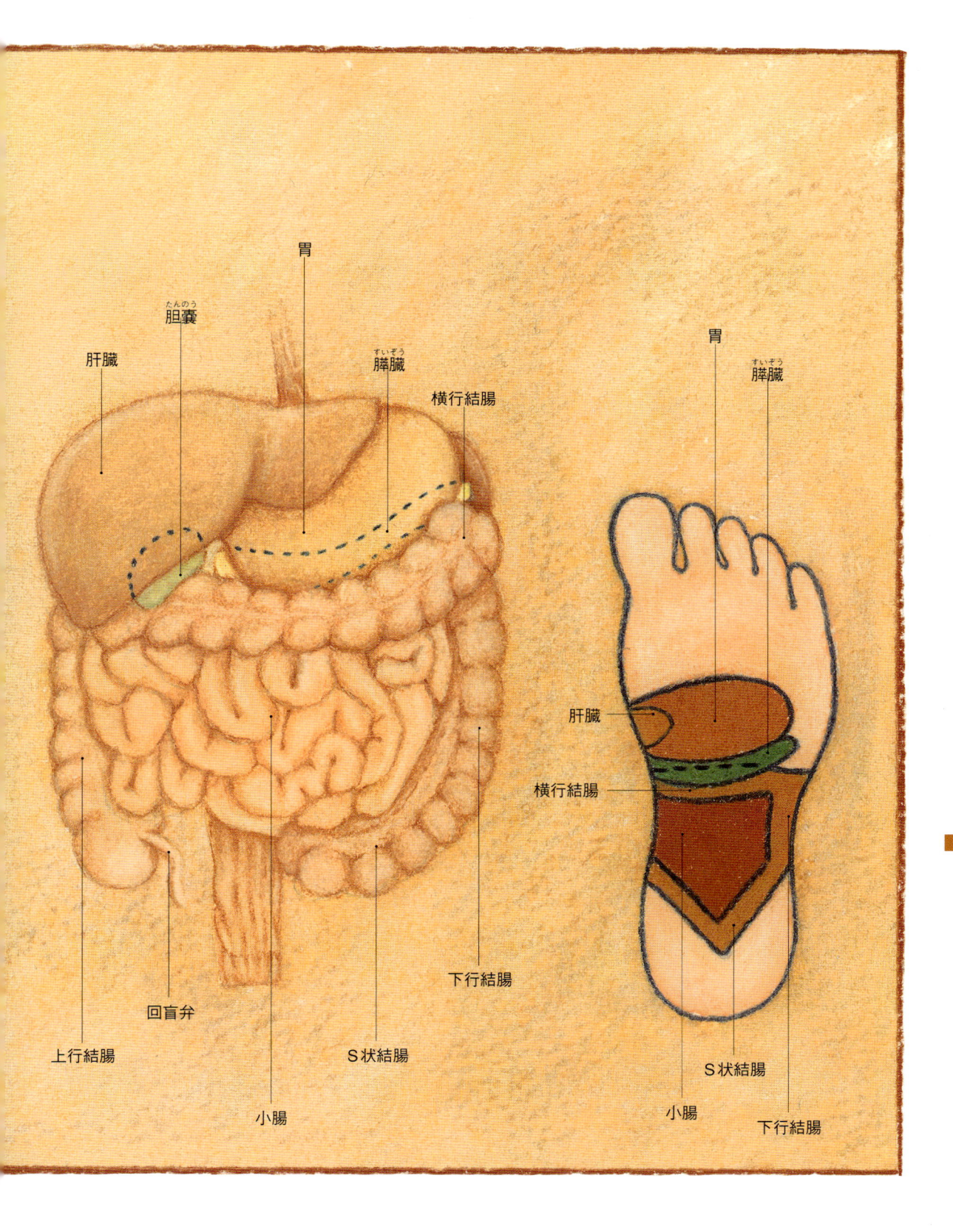

胆嚢
（たんのう）

肝臓

膵臓
（すいぞう）

横行結腸

胃

膵臓
（すいぞう）

肝臓

横行結腸

上行結腸

回盲弁

小腸

S状結腸

下行結腸

小腸

S状結腸

下行結腸

THE DIGESTIVE SYSTEM

43

消化器系とリフレクソロジー

　消化器系は複雑です。手短にいうと、食物摂取、咀嚼、嚥下（飲み込む）という作用があります。つまり、食物を口にとり入れ、機械的につぶしていくという過程です。次に、食物は胃で消化しやすいかたちに変わり、栄養は腸で抽出されます。消化されない物質は、便になって排泄されます。これらのプロセスは、ストレスや緊張で妨害されやすく、そのためにおこる腸過敏症、憩室炎（結腸の炎症）、便秘、胃の消化不良などの症状を癒すのに、とくにリフレクソロジーが効き目をあらわします。

▶ **肝臓と膵臓に働きかける**
右足を左手で支え、右親指を使って、ウエストラインと横隔膜ラインの間を、内側から外側に向かって圧します。支える手を変え、次に左手親指を使って、外側から内側に圧します。

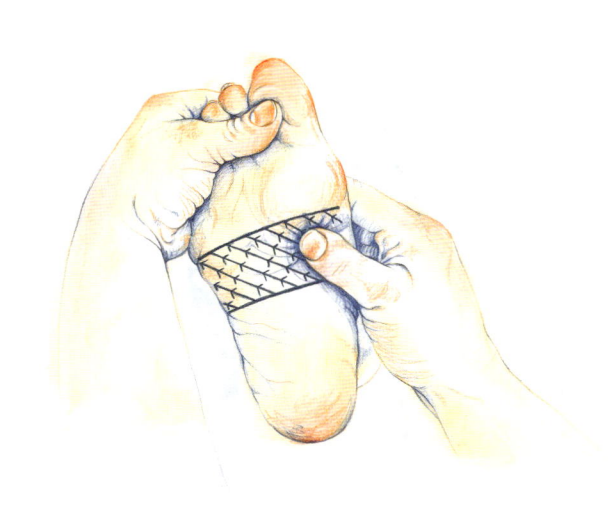

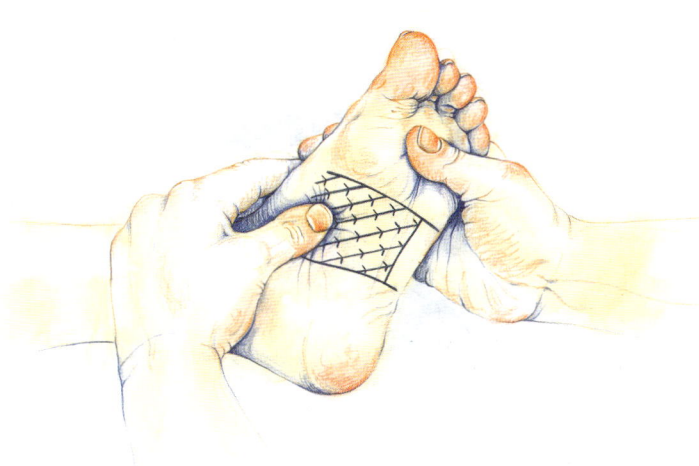

◀ **胃と膵臓に働きかける**
左足を右手で支え、左親指を使って、胃と膵臓の反射点を内側から外側に圧します。支える手を変え、次に右親指を使って、反射点を外側から内側に圧します。

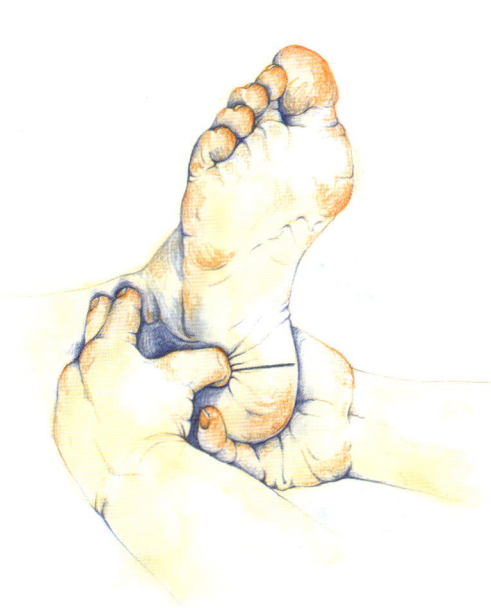

◀ **回盲弁に働きかける**
右足かかとを右手で支えます。次に、左親指をかかとのラインに置き、関連の反射点にフッキングのテクニック（参照→P.39）を使います。

▶ **上行結腸、横行結腸、および小腸に働きかける**
右足を左手で支え、右親指を使って、ウエストラインからかかとのはじまり部分まで圧します。次に支える手を変え、左親指を使って、外側から内側へ圧します。

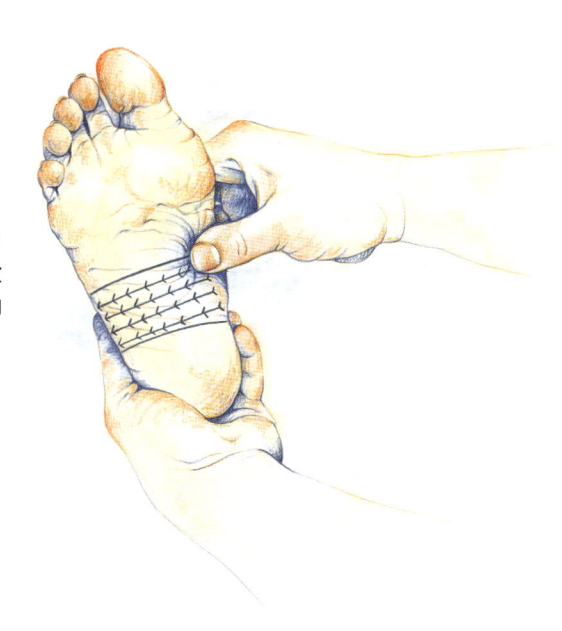

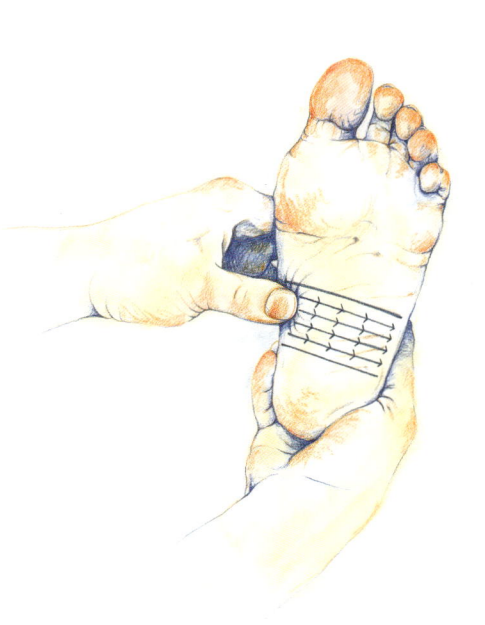

◀ **横行結腸、下行結腸、Ｓ状結腸および小腸に働きかける**
左足つけ根部分を右手で支え、左手親指を使って、内側から外側へ圧します。支える手を変え、右親指を使って、外側から内側へさらに圧します。

生殖器系
The Reproductive System

　リフレクソロジーは、男性および女性の生殖器におけるホルモンの機能回復にとても効果をあげています。たとえば、月経期間中の子宮および卵巣を正常に保ち（参照→P.48）、男性ならば、前立腺と精巣の機能を維持する直接の効果をもたらします。

　男性と女性の生殖器は大きく違っているので、これから行う説明は2つに分かれます。双方に共通した器官については、反射点（ポイント）が同じとなります。

男性生殖器

　男性器官は、2つの精巣、各睾丸を輸精管につなぐ輸出部分からなり立っています。これは、順番に尿道を前立腺の中央につないでいます。精囊（せいのう）は、成熟した精子の貯蔵所として働きます。

　前立腺は、膀胱の下にある尿道のつけ根に位置し、精子の活動を維持する分泌作用があります。ペニスは、生殖器であると同時に、尿を膀胱から排泄させる機能ももっています。

　精巣には、2つの機能があります。1日5,000万個の精子細胞を生成し、またテストステロンというホルモンをつくります。このホルモンは、男性的な特徴の発達に関連します。下腹や頭部の毛髪の成長や攻撃性、筋肉質、声の太さなどに影響します。

女性生殖器

　女性生殖器は、月に1度、成熟した卵子を生成すると同時に、受精した卵子が妊娠の終わりに、十分に成長した胎児に栄養を補給するという役目を果たします。膣の奥に、膀胱と直腸にはさまれるかたちで子宮があります。子宮は、筋肉と靱帯（じんたい）によって骨盤につながっています。小さい洋梨の形をした、新しい生命を宿すこの器官は、複雑に織りなされた筋肉繊維によって守られています。

　子宮のもたらす毎月の変化のサイクルは、まさに神秘的です。この変化は、卵巣から送り出されるホルモンによってコントロールされています（参照→P.48）。子宮には、3つの割れ目があります。子宮の上部に伸びている（それぞれの卵巣から1本ずつ）2つの輸卵管と、下部にある子宮の頚部（けい）です。まず卵巣で成熟する卵子は、輸卵管を通って子宮に入りますが、絨毛（じゅうもう）のある上皮細胞と、波のような筋肉の収縮運動のコンビネーションによって動いていきます。上皮細胞の絨毛（じゅうもう）の動きは、文字どおり、輸卵管の壁の表面から突き出た、リズミカルな小刻みな微動です。

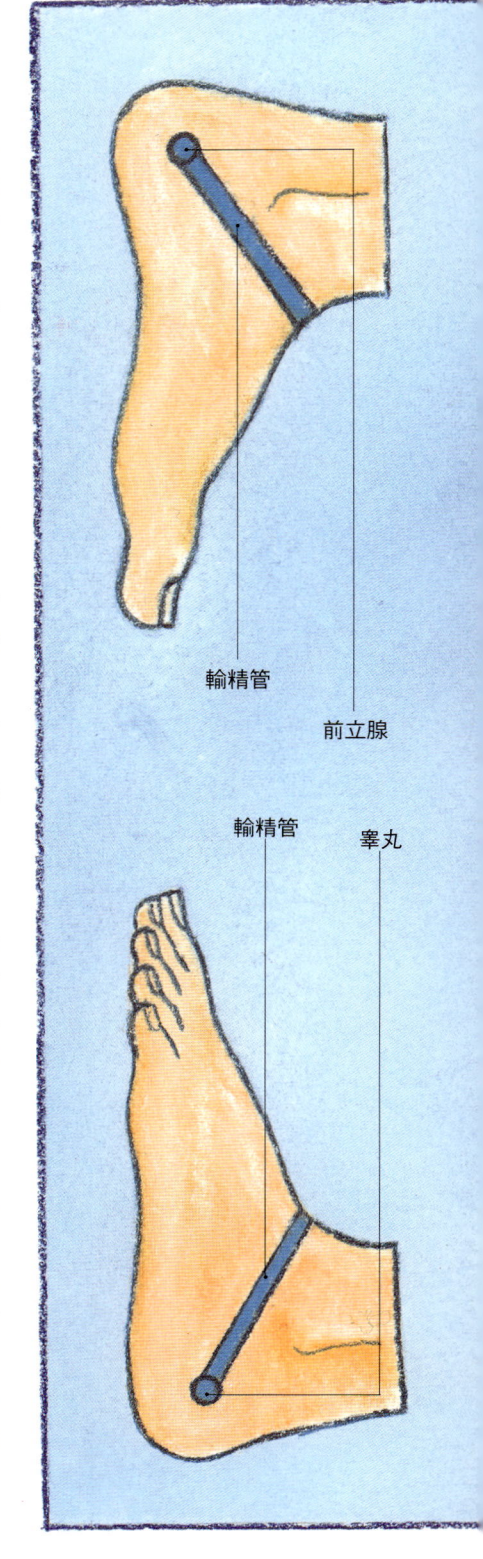

輸精管
前立腺

輸精管　睾丸

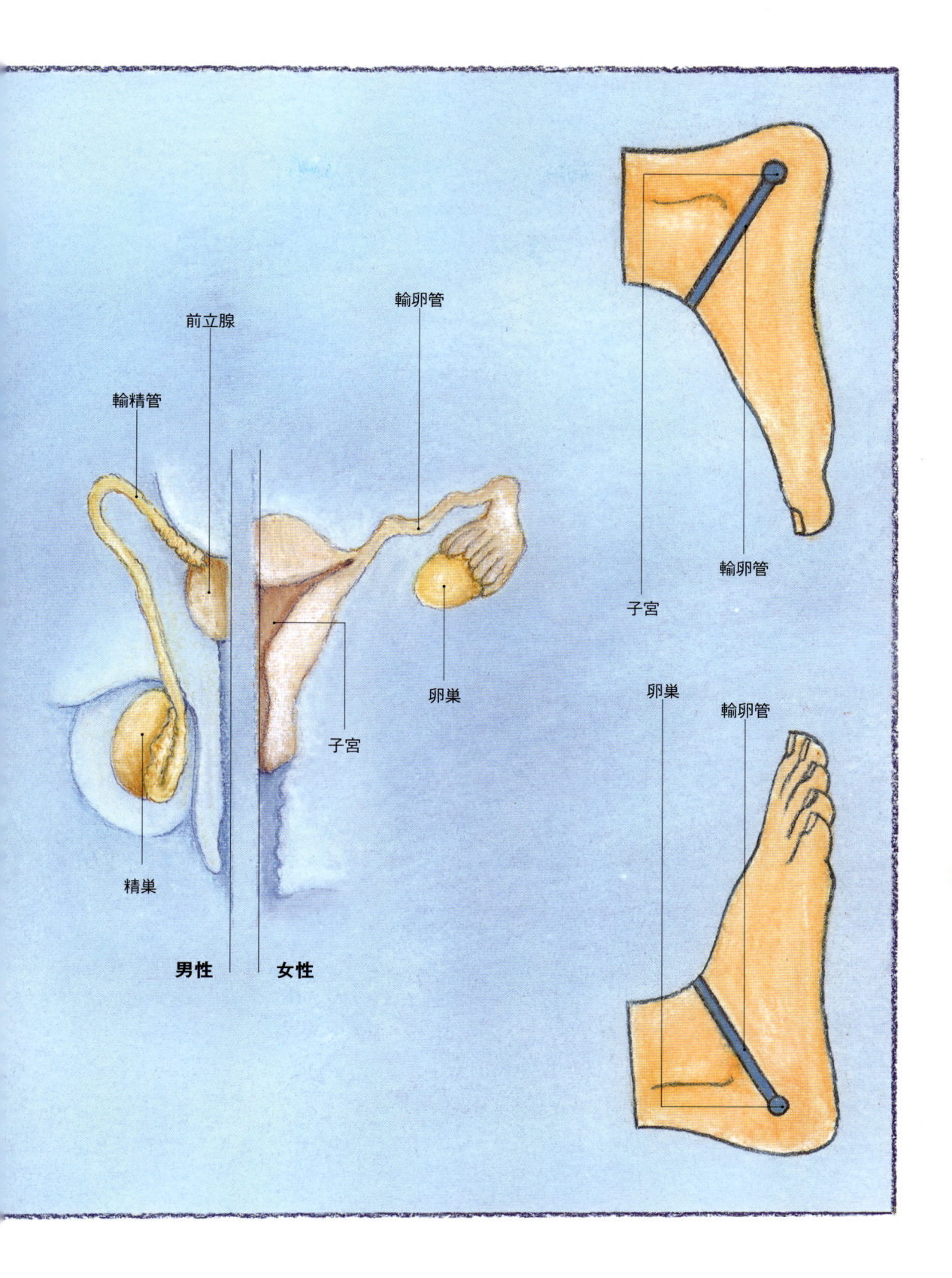

輸精管
前立腺
輸卵管
輸卵管
卵巣
子宮
卵巣
輸卵管
精巣
男性 **女性**

THE REPRODUCTIVE SYSTEM

47

「若さを保つホルモン」として知られているエストロゲンというホルモンは、卵巣から分泌されます。女性が出産可能な期間に、体内にあるこのホルモンのおかげで、皮膚、髪が生き生きとし、内臓、とくに心臓と主要な動脈の健康が保たれます。

男性生殖器（参照→P.46）とは異なり女性生殖器は、泌尿器とは完全に分かれています。膀胱は、膣の前にある尿道に向かっています。

卵巣と月経周期

卵巣には、2つの主要な機能があります。卵子の製造と熟成、2種のホルモン、エストロゲンとプロゲステロンの分泌です。大体11歳から14歳までの間の性的成熟期に、性腺が機能しはじめ、初潮を迎えます。第2次性徴期もやはりこの時期で、胸がふくらみ、恥毛が生え、臀部や肩に脂肪がつきはじめます。これらの変化は、卵巣における小囊刺激ホルモン（FSH）と横体ホルモン（LH）の粘液の分泌が増加するためにおこります。

それぞれの卵巣は、50個から25万個の卵子をもっています。その内、ほんの500個ほどが生殖期に成長していきます。約28日の月経周期で排卵がおこり、肉眼ではとらえることのできない1個の卵細胞が、どちらかの卵巣から放出されます。卵子が輸卵管を下りる5日ほどの旅の間に受精すると、それが子宮壁で成長します。受精しなかった卵子は、子宮内の血液とともに膣を通って排出されます。

月経周期の一つひとつの段階は、ホルモンの分泌によりコントロールされています。不規則だったり、なかったりするのは、精神の不安定やストレスによってホルモンがアンバランスになっていることに起因します（参照→P.14～17）。

生殖力を高めるリフレクソロジー

　男女を問わず、生殖器はストレスや緊張に対して非常に敏感なので、リフレクソロジーの効果がてきめんにあらわれます。女性の場合、ストレスがたまりすぎて、度を越してしまうと月経が完全に止まってしまいます。男性の場合、同じことが起こると、勃起が不可能となります。不妊に悩む多くのカップルが、リフレクソロジーのおかげで子宝に恵まれたという、嬉しい報告が寄せられています。

▶ **卵巣および精巣に働きかける**
右足を右手で支え、左手の人差し指を使って、図の矢印部分を2、3回圧します。左足を左手で支えながら、右手の人差し指を使って、同様に繰り返します。

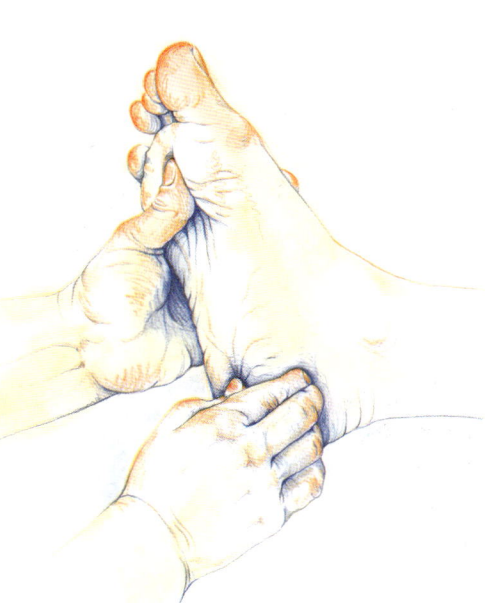

◀ **子宮および前立腺に働きかける**
右足を左手で支え、右手の人差し指を使って、その部分をまっすぐの線を描くように圧していきます。これを2、3回繰り返します。左足を右手で支え、左手の人差し指で同様に繰り返します。

▶ **輸卵管および輸精管に働きかける**
右足の裏を親指で支えながら、両手の親指を支えに、足の甲側を人差し指と中指で2、3回圧していきます。左足も同様に繰り返します。

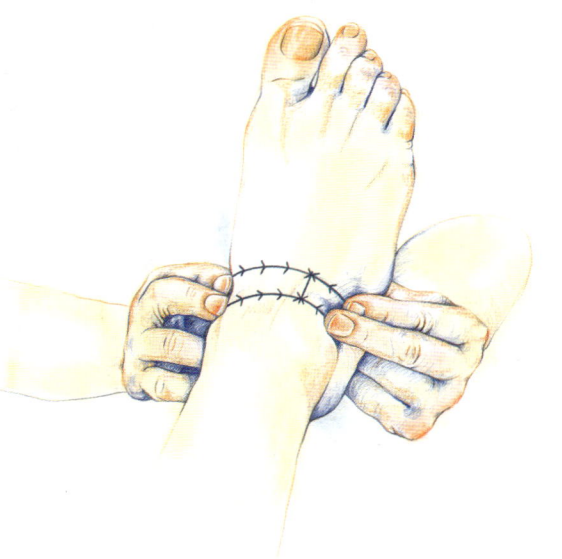

呼吸器系
The Respiratory System

　呼吸器系は、呼吸にあずかる器官系で、食物を消化し、エネルギーを生産するために必要な酸素を体内の細胞に供給する役割を果たします。この過程の中で主要な器官とは、胸部のほとんどを占める2つのスポンジバッグのような形をした肺です。

　鼻や口から吸った空気は、鼻腔や咽頭を通りながら、温められ、湿気を帯びてきます。空気はそのまま気管を下っていきますが、食物を飲み込む時には、瞬間的に喉頭蓋が閉じられます。次に、気管は2つの気管支に分かれ、これによって空気が肺に送り込まれます。

　肺の内部で、それぞれの気管支は細気管支とよばれる小さなチューブに分かれ、これが順番に肺胞とよばれるものになっていきます。拡大して見ると、肺胞は小さな細胞の集まりで、その壁は網状になった毛細血管を守ります。ガス交換はこの壁を通って行われるもので、酸素が血流に入り、二酸化炭素および他の老廃物が肺胞に送り出されます。

呼吸の仕組み

　肺の下部、胸部にある横隔膜筋と、肋骨を上下に動かす肋間筋肉が調和した動きをとることで、肺がふいごのように広がったり、縮んだりします。

　息を吸い込むと肋骨は上がり、広がって、横隔膜は下がり、胸を広げます。この胸の広がりにより、空気が鼻、口から肺に入ります。

　息を吐く時には、反対の作用があります。肋骨は収縮し、横隔膜は上がります。胸部は収縮し、二酸化炭素を含んだ空気は鼻、口へと押し出されます。

発声

　呼吸器系のもうひとつの重要な役割は、音を出すこと、つまり発声です。これは、気道の特殊な機能によります。肺から押し出された呼気は、声帯として知られる喉頭を通ります。喉頭は気道の上部、広い部分にあり、甲状軟骨によって守られています。喉仏とよばれ、喉にふくらみが見える部分です。

　2つの組織、声帯は喉頭がV字型に開かれるところにあります。話す時にこのV字が狭まり、広がりを制限します。呼気が声帯を震わせることで、声が発せられます。声帯の長さで声の高低が決

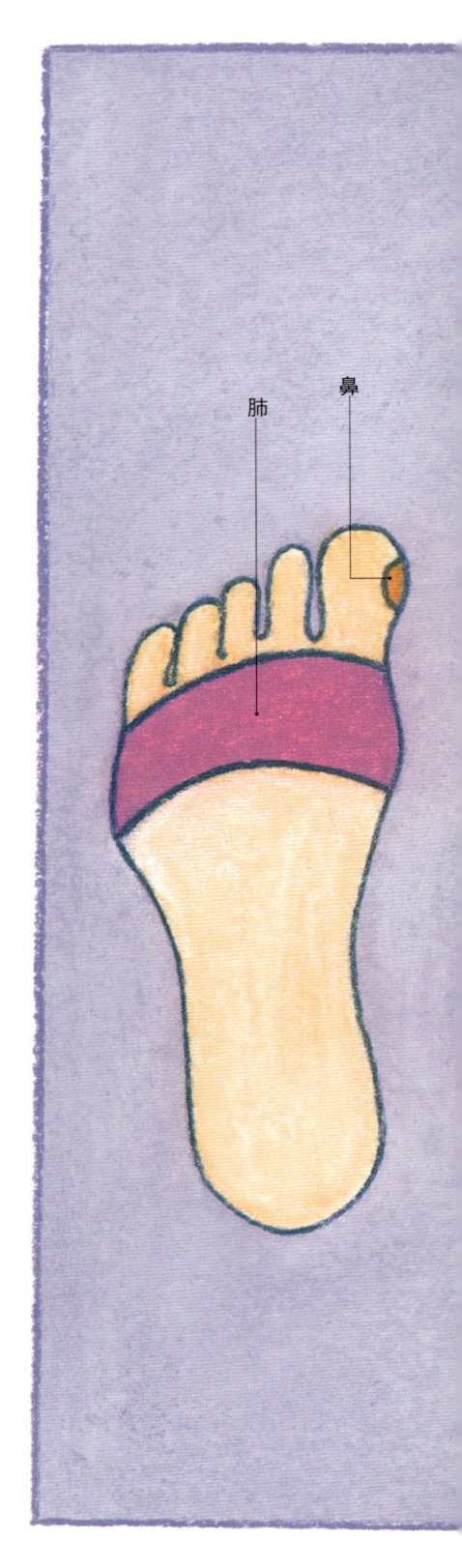

鼻

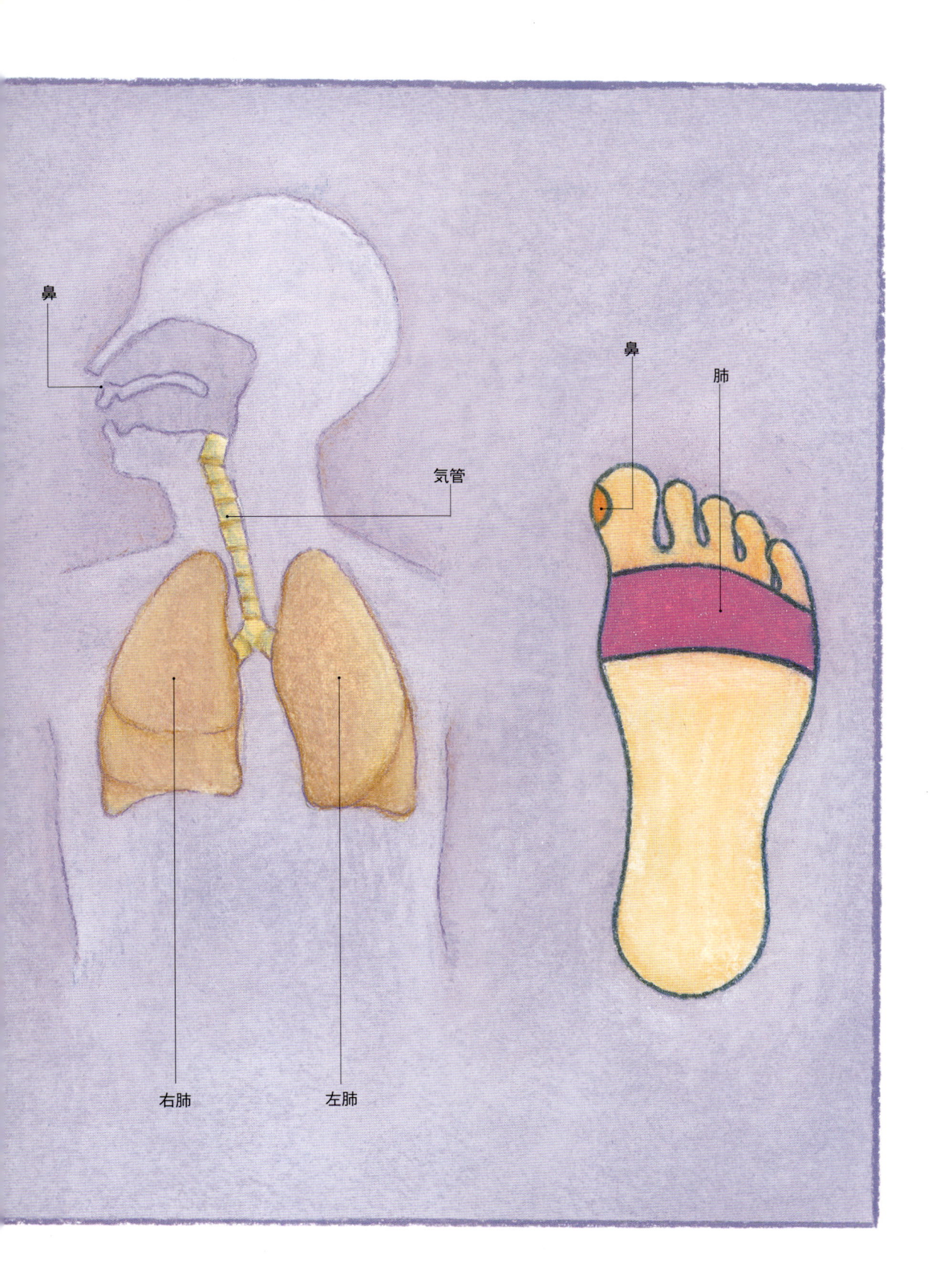

気管

右肺　左肺

鼻　肺

THE RESPIRATORY SYSTEM

51

まります。ちょうど、ギターやバイオリンの音色が、その弦の長さや、張り具合で決まってくるのと同じ仕組みです。声帯が長くて緊張しているほど、声の調子は高くなります。かといって、声の高低は、声帯の長さのみで決まるものではありません。舌、唇そして歯の位置の微妙な違いによっていろいろに変化します。鼻腔（びくう）もまた、声に共鳴することで声の質に影響します。

呼吸と消化

　一般的に、かたよりがちな食生活と失われた自然環境がとりまいている現代のライフスタイルは、けっして豊かだとはいえません。これが呼吸器系に多大な影響をおよぼしています。そこで、リフレクソロジーがその喜ばしい効果をあらわし、呼吸器の感染症、気管支炎、気腫、および喘息（ぜんそく）などの病気に対応します（参照→次のページ）。

　呼吸器系の障害が、しばしば消化吸収と関連するなんて考えられないかもしれませんが、消化器管の反射点（ポイント）の治療により、癒しの力を実感することができます（参照→P.42〜45）。

　誕生前の乳児に、あまりせっかちにいろいろな種類の食物を与えると、幼児期に呼吸器の障害をおこすことが証明されています。生後6週間位の乳児に、高タンパクのシリアル類や乳製品を与えることが最近の流行でしょうが、未発達な消化器にストレスをもたらし、呼吸器に炎症をおこしかねません。これらの炎症は、まず内耳におこり、やがて慢性カタルになります。これを悪化させると、その子どもは喘息性気管支炎（ぜんそく）のような病気の兆候を示してくるでしょう。

　このような子どもに対しては、乳製品や小麦製品はいっさい与えないで、まず消化器系の機能が回復するよう努めることが大切です。リフレクソロジーのセッションとこのような食事療法をあわせると、相乗効果があらわれます。

<ruby>喘息<rt>ぜんそく</rt></ruby>

　<ruby>喘息<rt>ぜんそく</rt></ruby>は、だんだんと症状が悪化し、時には致命的な症例にも発展しかねません。しかし、肺の機能に働きかけ、とくにこの苦しい病気にともなった不安や緊張をとり除くことにより、多くの人が全身の健康をとり戻しています。とくに子どもの場合、リフレクソロジーの治療に対して、優れた反応を示すようです。発作は軽くなり、回数も減ってきます。中にはすっかり全快する子どももいます。

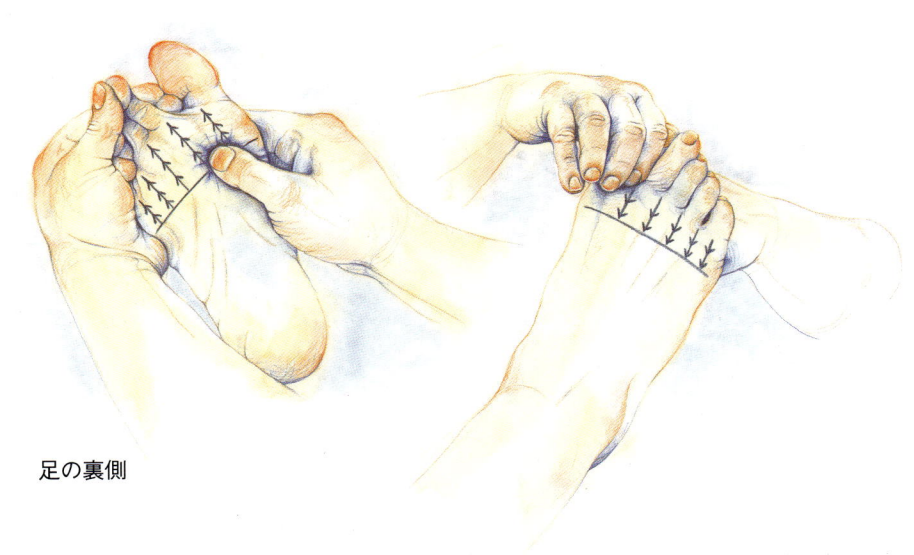

足の裏側

甲側

肺および胸部に働きかける
　足の裏からはじめます。右足を左手で支え、横隔膜ラインから指のつけ根まで、上の方向に圧していきます。甲側については、左手でこぶしをつくり、右足の裏を押します。右手の人差し指を使って、指と指の間を下の方向に圧していきます。左足も同様に繰り返します。

循環系
The Circulatory System

　狭心症その他の冠状動脈に起因する病気は、リフレクソロジーにうまく呼応します。主な効果は、筋力の回復、血液補給の促進と神経機能の回復、ストレス減少による健康回復があげられます。心臓は左半身に関連しているので、その反射点(ポイント)も左足にあります。

心臓の形態

　循環器の中心である心臓は、筋肉質のポンプのような器官です。1日10万回以上の鼓動を繰り返し、体内の一つひとつの細胞に血液を送り出す働きがあります。心臓は2つの部屋に分かれ、薄い壁で仕切られた心房と、それより厚い壁に囲まれた心室があります。左右の部屋は、双方の血流をコントロールする弁で仕切られています。脱酸素血は、右心房から心臓に流れ込みます。その後、弁を通って右心室に押し出されます。そこから大動脈を通って、肺に送られます。酸素血は、肺から静脈を通って心臓に戻り、左心房さらに左心室に入ります。そこから動脈を通って、からだ全体に循環していきます。

　心臓の鼓動は、自律神経によってコントロールされています。そのため、眠っている時でも鼓動し続け、また運動をすると鼓動が高まり、有酸素血の補給を助けます。

血液循環

　動脈はもっとも大きな血管で、酸素血を心臓から体内へ送り出すものです。もっとも小さいのが毛細血管で、ここから周囲の組織に栄養が与えられます。毛細血管から静脈に戻った血液は、心臓へと送り返されます。静脈を囲む筋肉の収縮により血液は流れ続け、弁によって逆流を防ぎます。

　心臓が鼓動するたびに動脈が動きます。健康な大人の1分間の脈拍数は約70で、子どもはもっと早く、年をとるほど遅くなります。

　血圧とは、血液が動脈壁におよぼす圧力のことです。脈拍数や動脈自体の状態により、いろいろと変化します。

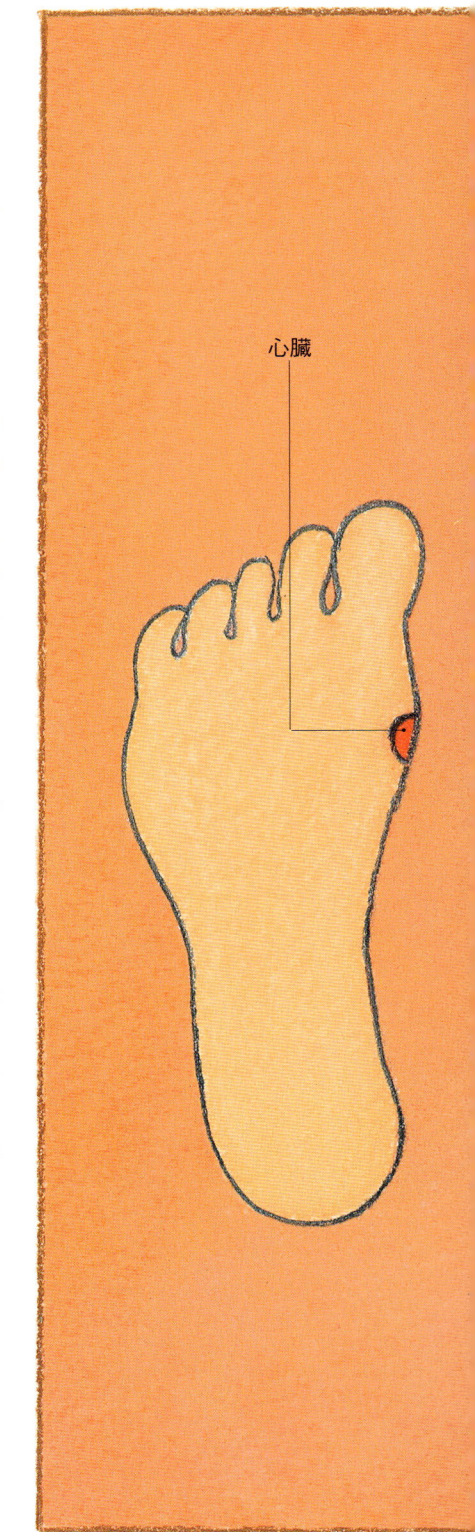

心臓

心臓の反射点に働きかける
心臓と肺の機能は、互いに依存しあう関係なので、呼吸器系の治療が同時に心臓の治療にも役立ちます（参照→P.52〜53）。しかし、この部分のやりすぎは禁物です。動きの方向はひとつにし、左足を右手で支え、左親指を使って水平に圧していきます。

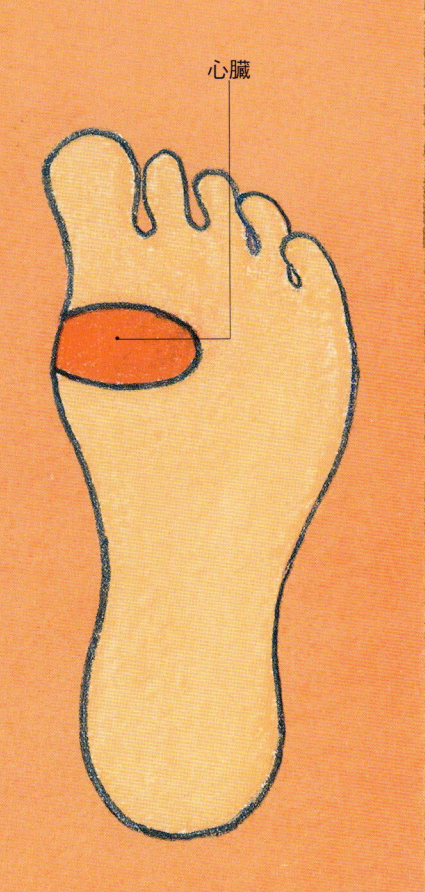

心臓

心臓

リンパ管系
The Lymphatic System

　リンパ管系は全身にわたるものなので、特定の反射点を治療する必要はありません。つまり、他の部分に働きかけることにより、リンパ管系を治療していることになるのです。ただし、脊椎の前、肋骨間を走っている胸部の管を刺激するためには、脊椎の反射点を治療すると効果的です。

　リンパ管系と循環系（参照→P.54〜55）は、密接に関わりあっています。リンパ管系は、全身に分散する大小さまざまな血管のネットワークでなり立っています。その機能は、血管から飛び出した体液をつかまえ、血液中に戻すことです。つかまえると、この体液はリンパ液に変わります。塩辛く、麦わらのような色をしている血液の構成要素で、血液よりもタンパク質の含有率が少ない物質です。もうひとつの働きは、バクテリアその他、からだに有害な物質を濾過することです。

　循環系の項で触れたように、血圧がすばらしい毛状の壁を通して有酸素血を押し出し、周囲の組織の壁に栄養を与えます。ほとんどの体液は、また毛細血管に戻りますが、そうならなかったものがリンパ管系の網の目状によって回収されます。

リンパ管系はいかに働くか

　リンパ管系を複雑に入り組んだ水の流れ、支流の網目に見立ててみましょう。しかし、水のかわりにその水路はリンパを運びます。リンパは多くの末端組織から、それより少し大きな組織へ流れます。そのもっとも大きなものが胸部管で、脊椎あるいは背骨の手前を身長に沿って上へと広がっています。この胸部管から、リンパは左肩付近の血流に戻されます。次に大きなリンパ管系は右リンパ管で、右腕から肩にかけて通っています。この管から、リンパは右肩付近の血流に戻ります。

　周期的に、からだのいろいろな部分、主に首、脇の下、股の部分に柔らかいこぶのようなふくらみがあるのに気づくことがあります。これは炎症を起こしたリンパ節で、バクテリアなどの有害物質と戦い、あるいはこれを吸収するために集合した白血球の固まりです。もっともよく知られているリンパ節は、扁桃腺でしょう。

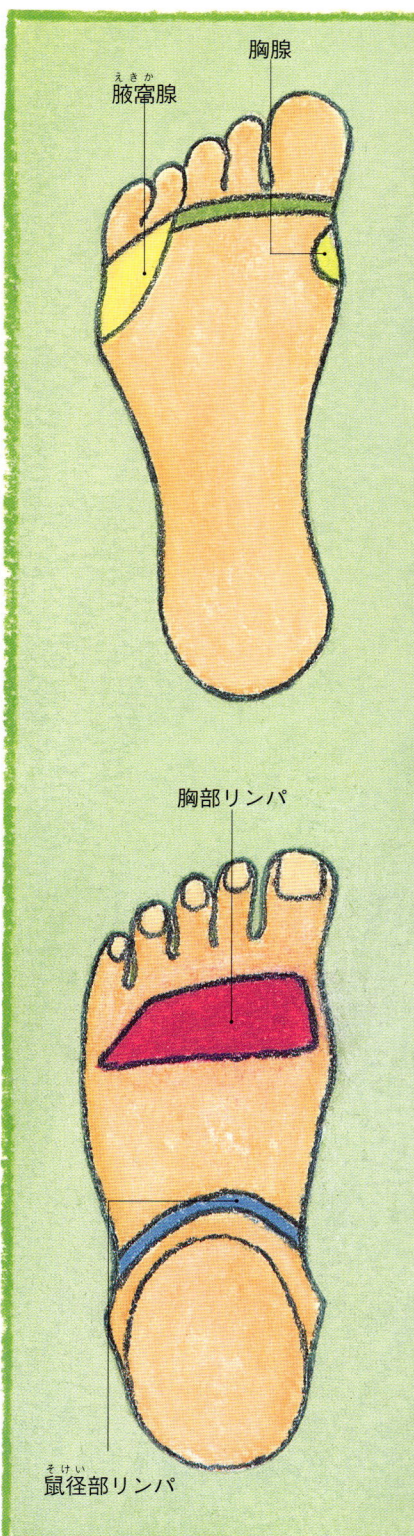

胸腺　腋窩腺(えきか)
脾臓(ひぞう)

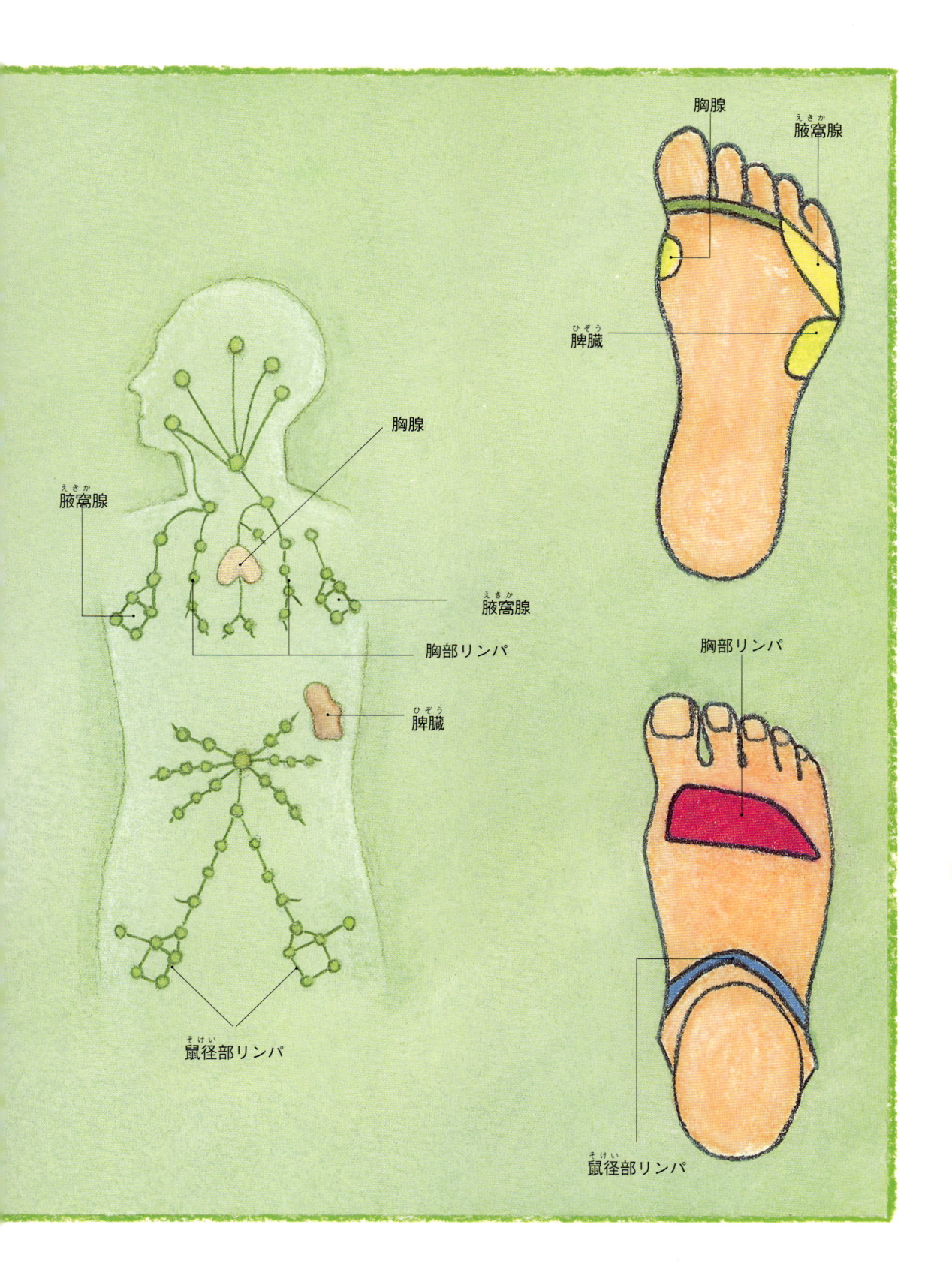

腋窩腺(えきか)
胸腺
腋窩腺(えきか)
胸部リンパ
脾臓(ひぞう)

胸部リンパ

鼠径部リンパ(そけい)

鼠径部リンパ(そけい)

THE LYMPHATIC SYSTEM

57

内分泌器官
The Endocrine System

どんなに多くのホルモンが分泌されることによって、直接的あるいは間接的に精神の健康と幸福に関連しているか、そのことを考慮した上で、内分泌腺に働くリフレクソロジーの治療が、計り知れないほどの効果をもたらします。リフレクソロジーは、低下したり、過剰になったりしたホルモンの分泌を正常に戻し、バランスを保つ効果をもっていると考えられています。このため、低下し、過剰になった甲状腺の症状の治療効果は大きなものです。うつ病や、あまりによく起こる精神的症状をとり除く働きについては、いうまでもありません。

内分泌腺は管のない腺と考えられますが、それはホルモンの分泌が直接、血流に送り込まれるためです。これら一つひとつのホルモンは、伝達を担う化学物質のようなもので、からだの活動、成長、および新陳代謝などの目的をもった特定の腺で生成されます。

内分泌系を構成する腺には、脳下垂体、甲状腺、4つの副甲状腺、2つの副腎、ランゲルハンス島（膵臓内にある）、松果腺、女性の2つの卵巣、男性の2つの精巣があります（参照→P.46〜49）。

脳下垂体と視床下部

脳下垂体と視床下部は、一対になって機能しているようです。実際には、視床下部は内分泌系に分類されるのではなく、脳の一部として位置づけられています。しかし、脳下垂体に対して直接働き、コントロールする作用があります。脳下垂体は、他の内分泌器官の活動を正常にします。視床下部が「オーケストラのマスター」にたとえられるのはこのためです。脳下垂体は、目と目の間、鼻の奥に位置し、トルコ式鞍と知られるアーチ状の強い骨で守られています。

松果腺

松果腺は、約1センチ程の小さな赤茶色の個体です。前脳に位置し、神経からなる短い茎状のもので脳につながっており、多くは視床下部で終わります。松果腺からは、メラトニンというホルモンが分泌され、人間の感情や行動に直接の影響を与えるのではないかと、現在、多くの兆候が発見されています（参照→P.60）。

甲状腺

甲状腺は、副甲状腺と共に、人間の成長、活動、新陳代謝を促し、また血漿からヨウ素を抽出する役目をになっています。精神衛生に多大な影響をおよぼします。また、チロキシンというホルモンを分泌し、

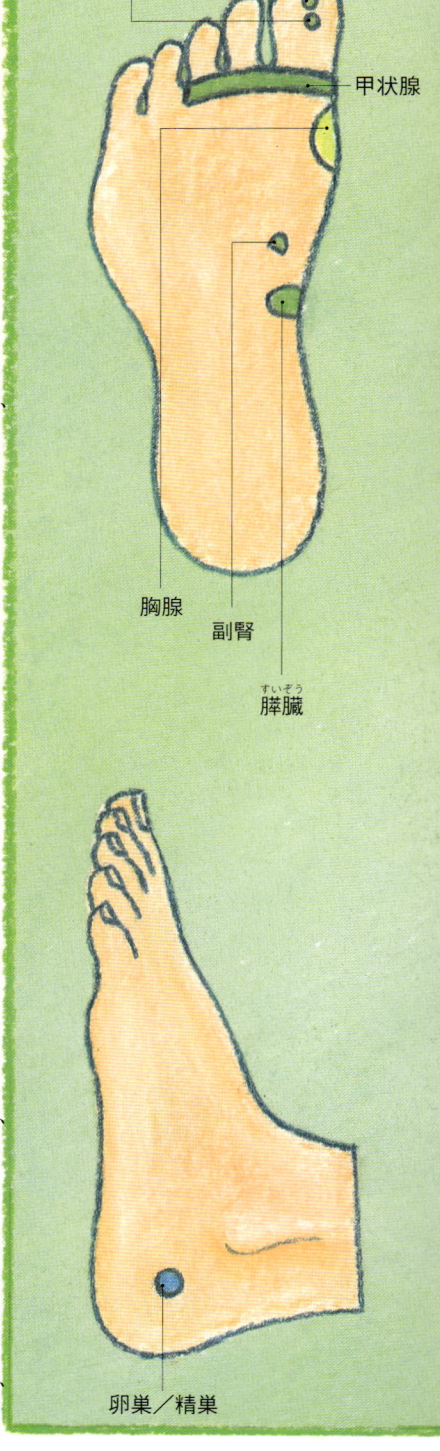

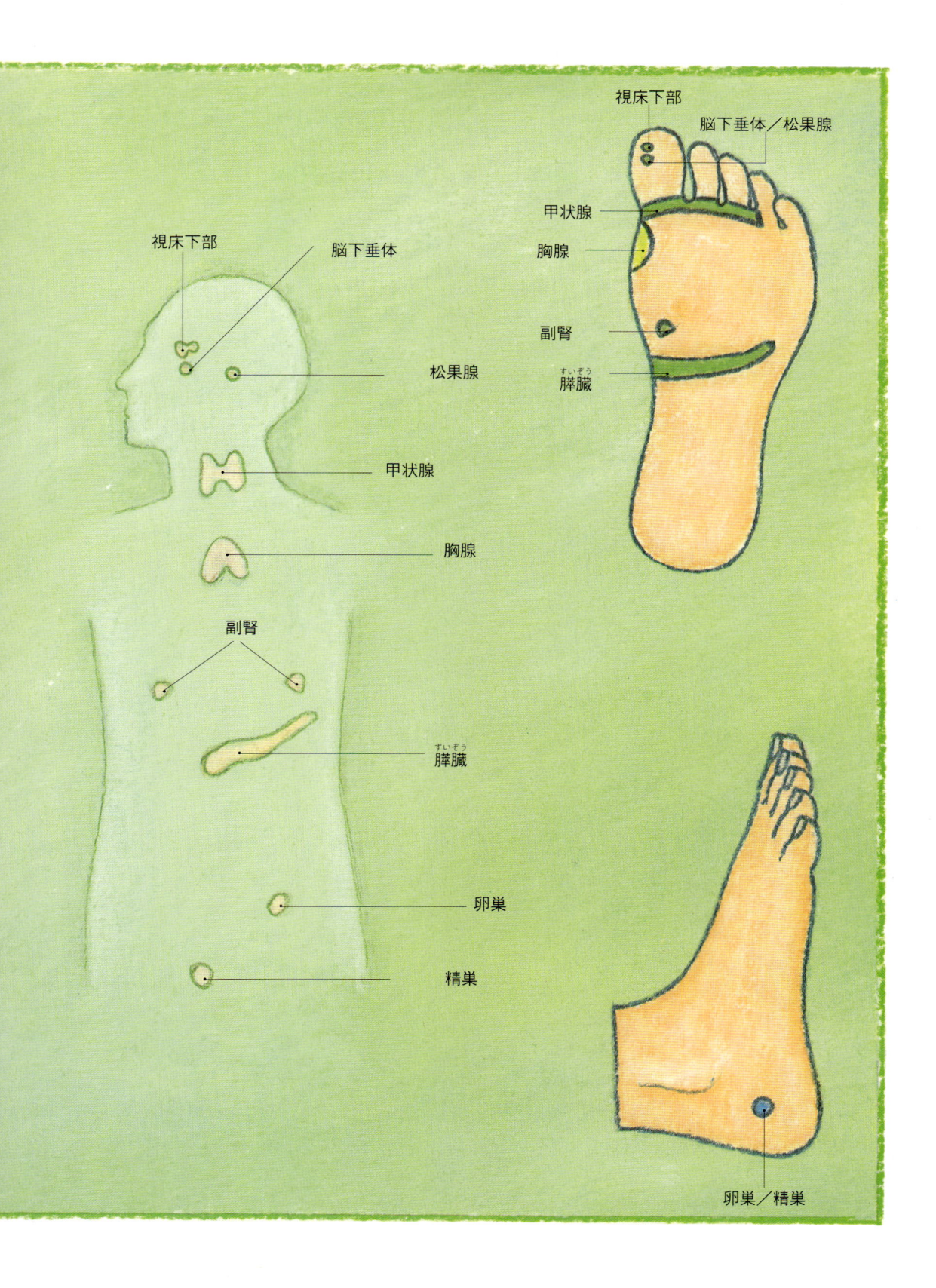

| 視床下部 | 脳下垂体／松果腺 |

頭部ラベル: 視床下部、脳下垂体、松果腺、甲状腺、胸腺、副腎、膵臓（すいぞう）、卵巣、精巣

足部ラベル: 視床下部、脳下垂体／松果腺、甲状腺、胸腺、副腎、膵臓（すいぞう）、卵巣／精巣

THE ENDOCRINE SYSTEM

59

人によっては、このホルモンの減少により神経症をもたらす傾向があります。

ランゲルハンス島

　ランゲルハンス島を構成する細胞は、膵臓（すいぞう）内に不規則に分布する房に発見されています。これらの細胞の房から分泌されるホルモンは、膵臓（すいぞう）内の静脈に直接浸透し、そこから体内に分散していきます。ランゲルハンス島の主な機能は、グルカゴンとインシュリンの生成で、この2つのホルモンは血糖値をコントロールする役割を果たします。

松果腺と人間の行動

　心理学者と精神科医のグループによる最近の研究で、松果腺と視神経の明確なつながりを示す驚くべき事実が発見されました。

　この研究のテーマは、グリーンランドの北部地方に住むイヌイット族についてです。これは、研究者たちの注目を浴びるようになりました。ある特定の人々の間の奇妙な行動パターンについての研究報告があったからです。躁鬱病（そううつ）、ヒステリー、そして極端な例ですが、手足の何本かの機能を損なってしまうヒステリー性麻痺（まひ）といったパターンです。これらの問題行動が冬期にのみ発生することから、グリーンランドの北部地方が、冬には白夜をもち、半分薄暗い時間が続くという気候現象に関連しているのではないかという推測が浮上したのです。

　この推測を試そうと、松果腺のある患者の額の部分に、決まった手順で紫外線をあてるという治療が行われました。1カ月にわたり、毎日20分間のセッションを施した後、問題行動のある患者の90％がすっかり回復した、と報告されました。いまだにはっきりと立証されてはいませんが、視神経を通して松果腺に照射された紫外線には、脳全体に良い影響をもたらす何らかの効果があるのではないでしょうか。現在では、そのように思われています。

　四季の変化に乏しい地域に住む人々は、そこでは冬の間も極端に紫外線が減ることはありませんが、SAD（気候の変化に影響される身体の不調）の症状におちいりやすくなっています。症状としては、体重増加、精神的および肉体的無気力、そしてうつ病などがあります。太陽光線の減少と共に秋から冬にかけて、精神病棟の患者が増加することも関連があるかもしれません。これはつまり、鬱（うつ）や不安その他ストレスに関連した症状に悩んでいる人々が、足の親指部分に敏感に反応するとしても、驚くことではありません（参照→P.14〜17）。

ストレスと病気

　ストレスと内分泌系は、密接なつながりがあります。このため、リフレクソロジーでやわらげようとしている症状として、緊張やストレスによる不調があげられます（参照→P.14～17）。内分泌系に働きかける反射点(ポイント)は、両足共にあります。

足の裏側

◀ **甲状腺と首に働きかける**
右足を左手で支え、右親指を使って、親指から中指までのつけ根部分に沿って圧していきます。この場所を2、3回繰り返します。左足を右手で支え、左親指を使って、同様に、親指から中指までのつけ根部分に沿って圧していきます。この場所を2、3回繰り返します。

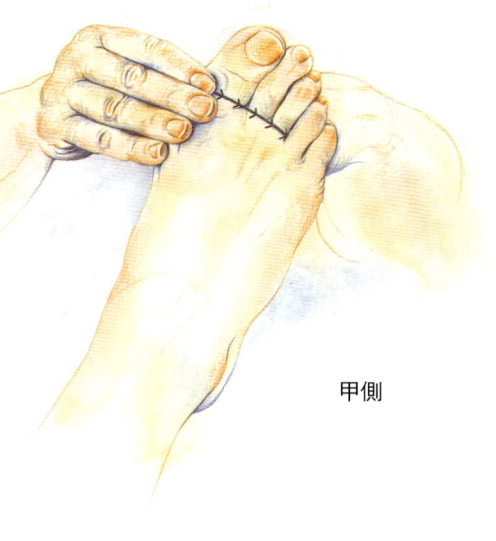

甲側

◀ **脳下垂体、視床下部、および松果腺に働きかける**
右足を左手で支え、右親指を使って、親指の上半分を上に向けて圧します。これを2、3回繰り返します。左足を右手で支え、左親指を使って、同様に親指の上半分を上に向けて圧します。これを2、3回繰り返します。

骨格組織
The Skeletal System

　仕事を休む理由として、風邪よりももっと多いのが、背中および腰の不調です。座骨神経痛、腰痛、椎間板の損傷、筋肉の痙攣などの脊椎に起因する背中の痛みには、リフレクソロジーのセッションがすぐに効きます。筋肉の痛みをやわらげ、脊椎の機能回復につながるからです

基本構造
　人間の骨格には、主に3つの機能があります。支えること、内臓を保護すること、筋肉の助けを借りてからだを動かすことです。206個の骨で形成される骨格は、大きく2つのグループに分けられます。中軸骨格と付属部のグループとして知られています。男性と女性では、多少骨格構造は異なり、ご察しのとおり男性の骨の方が太く、重いという傾向にあります。中軸骨格は頭蓋骨、脊椎、肋骨で構成されます。中軸骨格は、骨に基本的な骨組みを与えます。この中軸骨格には、付属の手足が骨盤帯と肩甲帯によって結合されています。
　骨盤帯は肩甲帯よりもずっと重く、強いものです。骨盤が上半身全体の重さを支える必要があるためです。
　骨格は、いろいろな種類の骨で構成されています。臀部からひざにかけて、そして肩からひじにかけての長い骨、手足の指などの短い骨、肩甲骨や頭蓋骨、骨盤などに代表される平たい骨などです。さらに脊椎のような不規則な形の骨もあります。

脊椎と肋骨
　脊椎の柱は、たくさんの木綿糸で寄りあわせた長いロープと原理は同じようなものです。脊骨は非常に柔軟で、回転したり、前後左右に動いたりが可能です。
　この柔軟性を保つために、背骨は脊椎グループの複雑な集合体としてなり立っています。7個の頚椎、12個の胸椎、5個の腰椎、5個の仙骨椎、そして尾てい骨をなす4個の尾骨椎で、これはしっぽの名残です。
　腰椎は、胸椎よりも密集し、強くできていますが、腰の部分が余分な体重を支える必要があるからです。実際、上半身の重さはこの部分の骨で支えられています。胸椎はより細く、腰椎ほど密集していません。体重を支えなければいけないというよりも、肋骨を支える役目があるためです。頚椎はもっと細く、軽くなり、頭蓋骨だけを支えれば

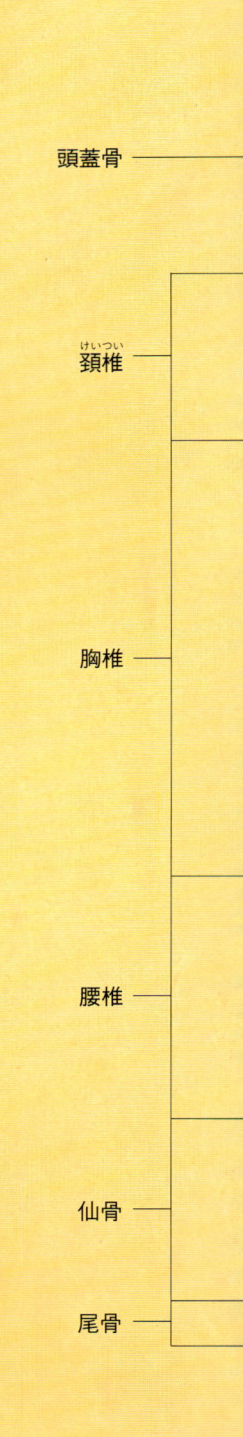

頭蓋骨
頚椎
胸椎
腰椎
仙骨
尾骨

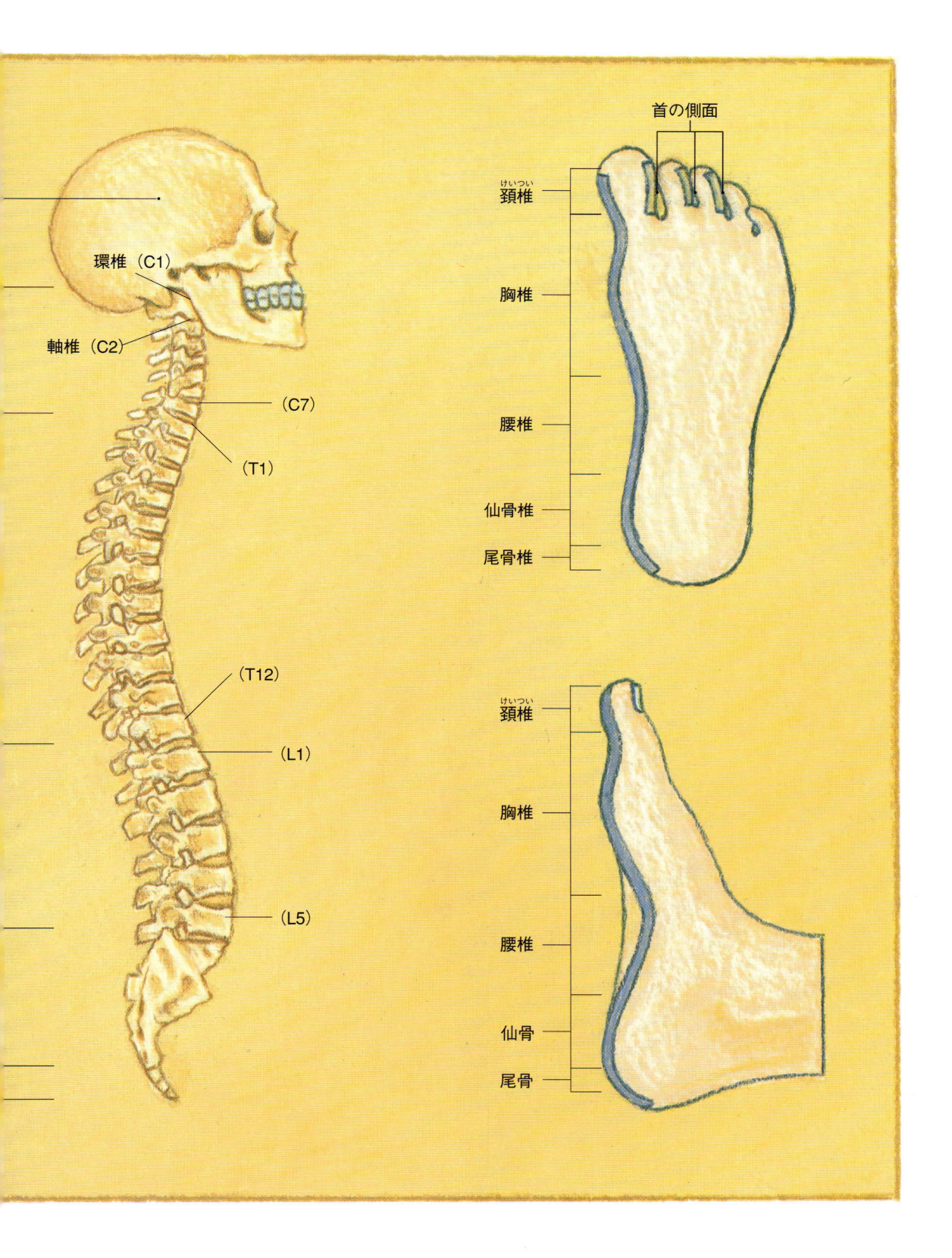

環椎（C1）
軸椎（C2）
（C7）
（T1）
（T12）
(L1)
(L5)

首の側面
頚椎（けいつい）
胸椎
腰椎
仙骨椎
尾骨椎

頚椎（けいつい）
胸椎
腰椎
仙骨
尾骨

THE SKELETAL SYSTEM

いいからです。脊椎の上部に２つの特別な脊椎があります。軸椎と環椎です。軸椎は頭部の回転を助け、環椎は頭部の上下運動を助けるためのものです。

　胸部は、胸椎とつながっている12個の肋骨からなり立っています。はじめの10組は、軟骨から胸骨へとつながっています。これは胸の中央にある平たい骨で、下の2組はどこにも結びつけられていないで「浮かんで」います。

骨

　骨はすべて、表面は密度が濃く、内面はスポンジ状という二重の構造です。この配列が骨を強くし、軽くします。骨はまた、カルシウムとリンを含んでいます。骨を関節でつないでいる面は軟骨でおおわれており、関節になめらかな表面を与えます。骨には神経は通っていませんが、スポンジ状の内部に血管が通っており、養分を与えています。

　すべての骨が成長しますが、長骨の成長はとくに顕著です。骨はすべて軟骨で形成され、生後2、3年の間に硬化していきます。唯一の例外は、肩甲骨と胸骨の上部をつなぐ鎖骨と頭蓋骨の一部です。

椎間板
ついかんばん

　脊椎が動くのは、各骨の表面が軟骨におおわれていることと、骨と骨のすき間に繊維状の軟骨が埋まっているおかげです。軟骨の中心は、ゼラチン質の柔らかい組織でできています。これらの椎間板は、脊椎に対して衝撃を吸収する役目を果たします。一つひとつの脊椎の間の動きは、軸椎と環椎は例外ですがほんの小さなものです。しかし、全体としての団結した動きは相当なものです。

　骨格の柔軟性と伸縮性は、脊椎の頚椎と腰椎によるところが大きいのです。左右に曲げる動きは主に胸椎により、ひねりは脊椎のすべての骨により可能になります。このような異なった動きの結果、椎間板は年を追うごとにすり減り、薄く軽くなってきます。

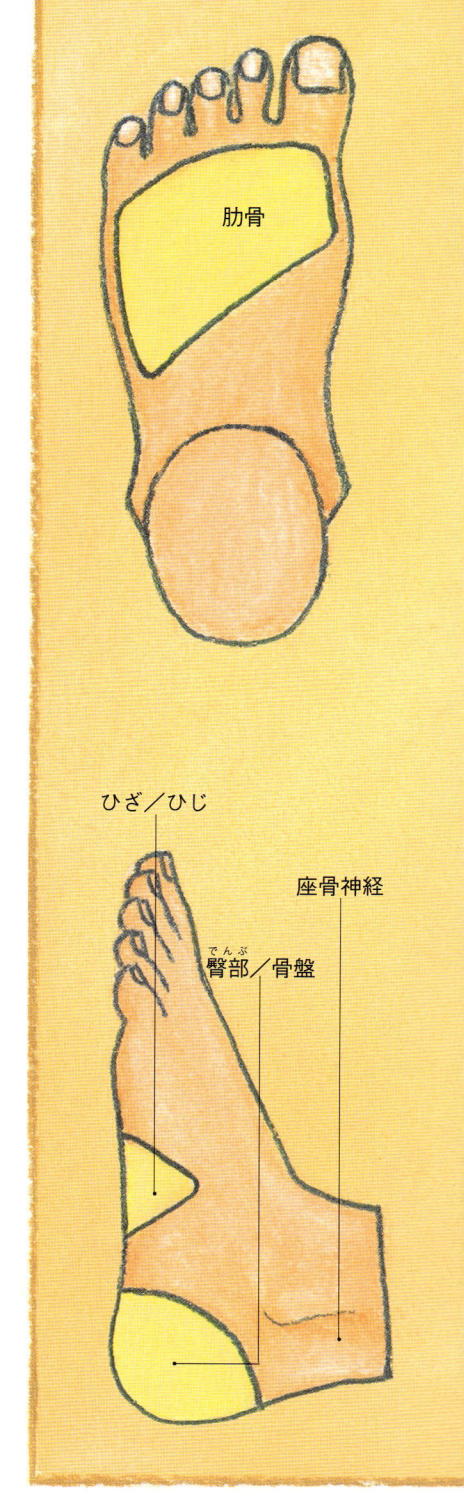

肋骨

ひざ／ひじ

座骨神経

臀部／骨盤
でんぶ

肋骨

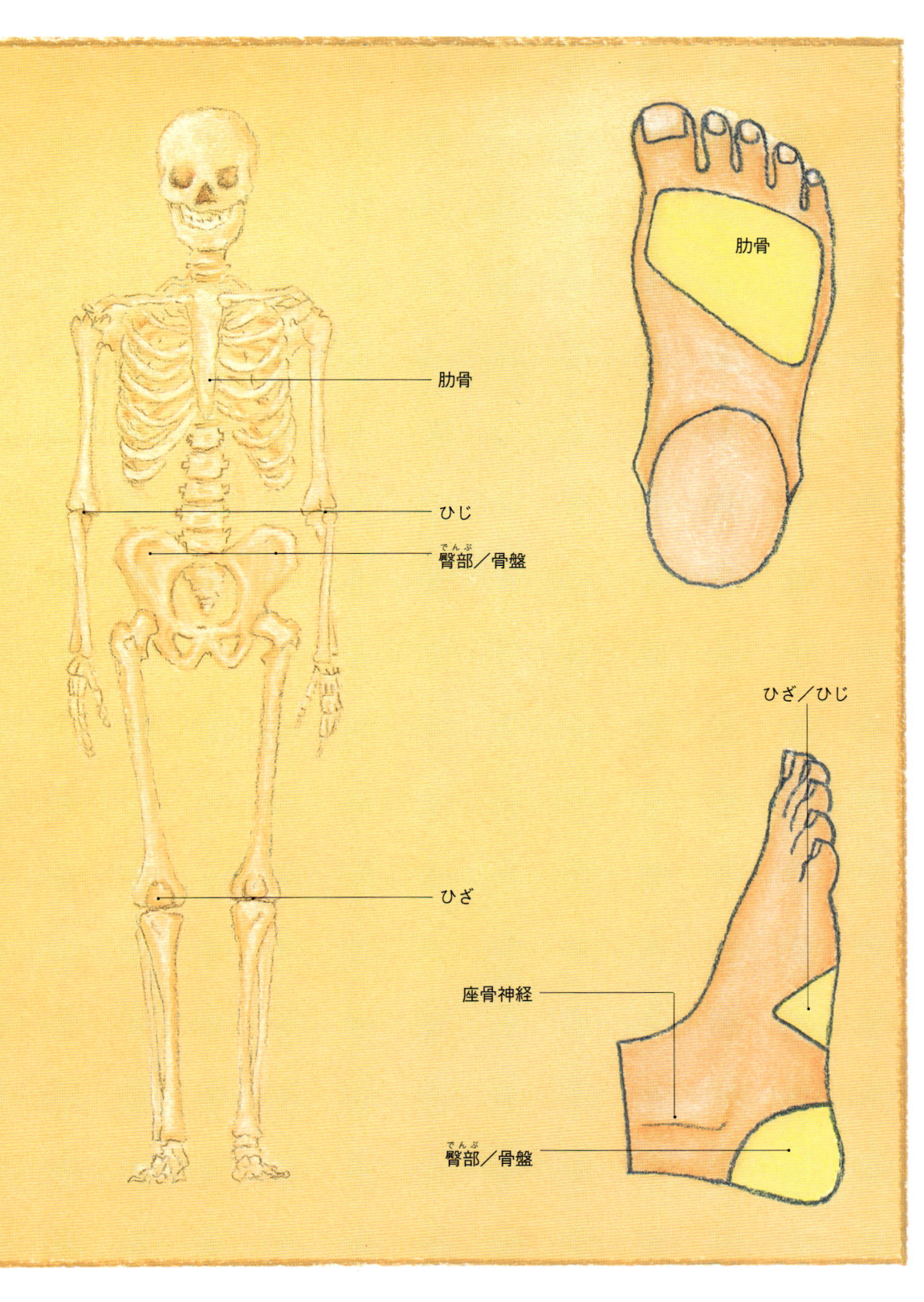

ひじ

臀部／骨盤
でんぷ

ひざ

肋骨

ひざ／ひじ

座骨神経

臀部／骨盤
でんぷ

THE SKELETAL SYSTEM

65

骨の疲労に対する効果

リフレクソロジーが脊椎の老化現象に対してできることには、限度があります。しかし一般的に、痛みやこりを除いていくらか楽にしてあげられるでしょう。関節が絶え間なく動いているために、脊椎の部分はたくさんの痛みの症状を受けやすくなっています。この骨に働く反射点(ポイント)は、左右両足にあります。

▼ **尾てい骨に働きかける**
右足を右手で支え、左手の4本の指を使いながら圧します。これを2、3回繰り返します。支える手を変え、左足を同様に繰り返します。

▼ **臀部(でんぶ)および骨盤の周辺に働きかける**
右足を左手で支え、右手の4本の指を使いながら圧力を加えます。これを2、3回繰り返します。支える手を変え、左足を同様に繰り返します。

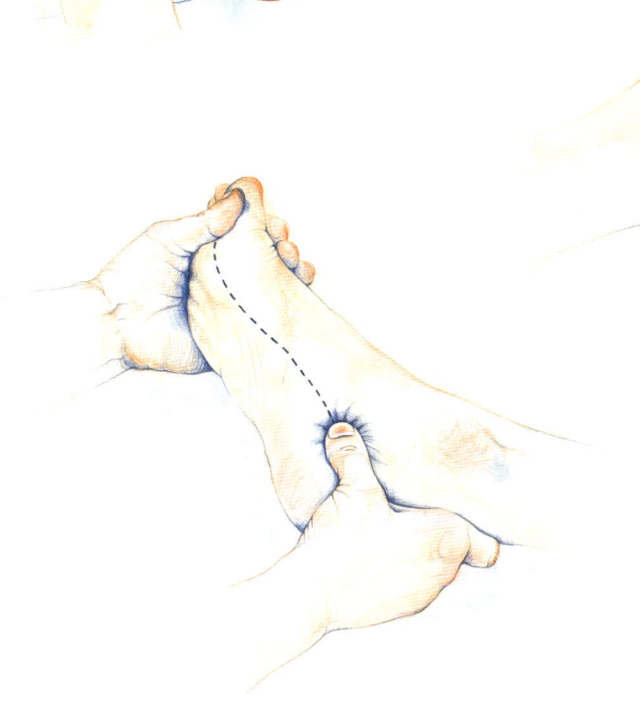

◀ **脊椎に働きかける**
右足を左手で支え、右親指を使って脊椎の反射点(ポイント)を圧します。これを2、3回繰り返します。支える手を変え、左足を同様に繰り返します。

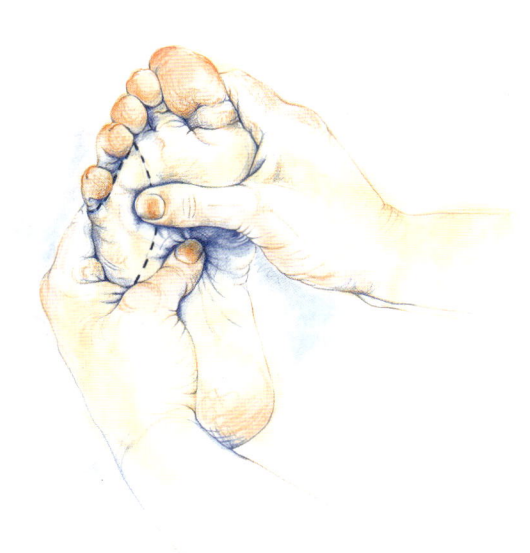

◀ 肩に働きかける
右足を左手で支え、肩の反射点を右親指で圧します。支える手を変え、左親指を使って同じ部分をもう一度圧します。左足を右手で支え、左親指を使って肩の部分に働きかけます。支える手を変え、右親指を使って同じ部分をもう一度圧します。

▶ ひざに働きかける
右足を右手で支え、左手の人差し指を使って三角形の部分全体を圧します。左足を左手で支え、右手の人差し指を使って全体を圧します。

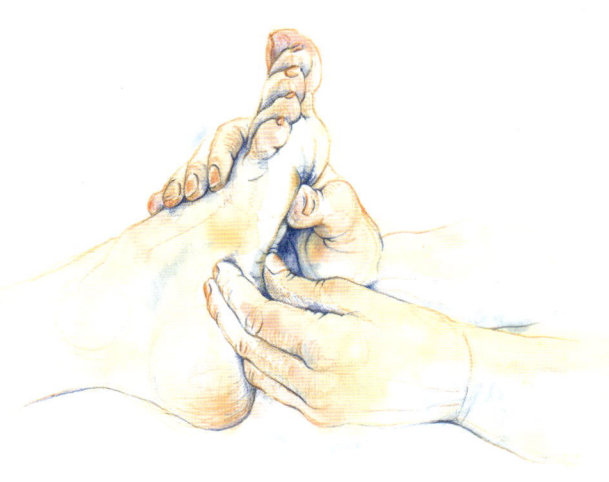

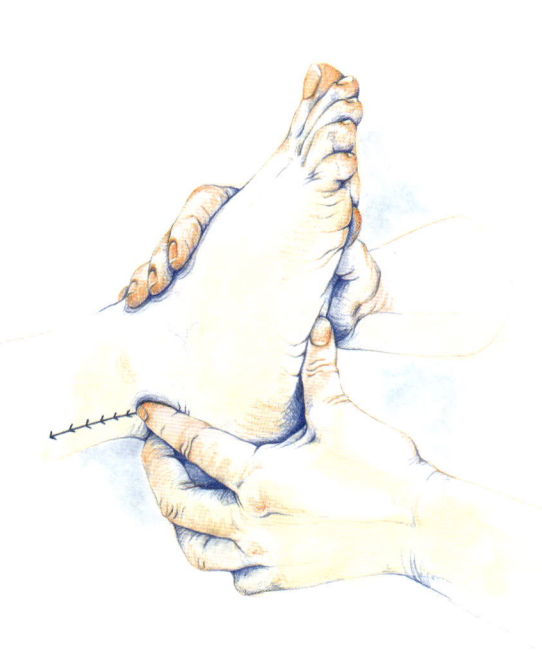

◀ 座骨の周辺に働きかける
右足を右手で支え、左手の人差し指と中指を使って、足首の真下から上に約7.5センチの部分を圧していきます。これを2、3回繰り返します。支える手を変え、右手の人差し指と中指を使って左足を同様に繰り返します。

脳と顔面
The Brain & Facial Areas

　脳は、脊髄と共に身体の中枢神経からなり立っています。数億にものぼるニューロンとよばれる神経細胞が脳を形成し、意識、感情、思考、運動、そして無意識に働く身体の機能をすべてコントロールしています。

　中枢神経系に影響をおよぼす症状としては、厄介な炎症から致命的な病気までといろいろです。リフレクソロジーにより、多重硬化症、パーキンソン病、耳の炎症、こじれてしまった子どもの耳鼻咽喉に関する症状、目の疲れ、結膜炎など、多くの症状を緩和します。多重硬化症をわずらい、車椅子で生活している人を独り立ちできるまで回復させる効果はないかもしれません。しかしそれにもかかわらず、この病気に関連して足の痙攣などの痛みをとり除くことができ、良好な経過をずっと見てきました。上部の呼吸器系の伝染病を治療した翌日は、鼻をかんでばかりいたという患者の訴えをよく耳にしますが、これは静脈洞の症状に対して著しい効果があらわれたことを示すものです。

脳の構造

　脳を保護している頭蓋骨をとると、脳は大きくてしわだらけで、くるみのような外観を呈しています。柔らかい脳の本体が、頭蓋骨の内部への衝撃からダメージを受けないように、脳脊髄液のつまった膜あるいは脳膜に包まれ、保護されています。脳の主な器官は、大脳、脳幹、および小脳です。

　大脳は、神経組織の約70％を包括しています。大脳半球は右脳と左脳に分かれており、たくさんの繊維組織でつながっています。大脳の表層部は、大脳皮質ともいい、普通、「灰白質」といわれている神経組織からなります。表面は複雑なしわが寄り、たくさんの神経細胞の集合体となっています。大脳の中心部は、神経線維の束からなる白質からなります。大脳のその他の部分には、際立った機能があります。運動皮質は随意的な動きを関与し、知覚皮質はからだの感覚を、前頭葉は個性を、後頭葉は視覚をつかさどります。そして脳の中央には、聴覚と言語能力を担当するセンターがあります。

　脳幹は、脊髄と大脳および小脳とを連絡する部分で、神経繊維の束状になっています。呼吸や心拍などの無意識の運動の中枢のあるところです。小脳は、主に筋肉の調節とからだの平衡感覚の保持という機能をもっています。

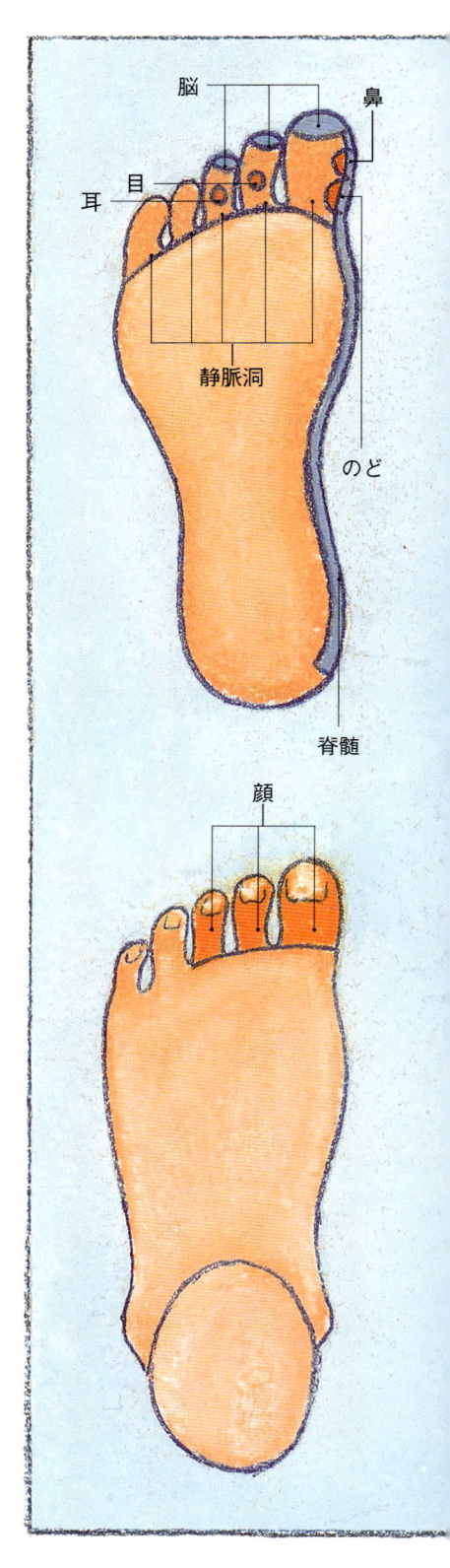

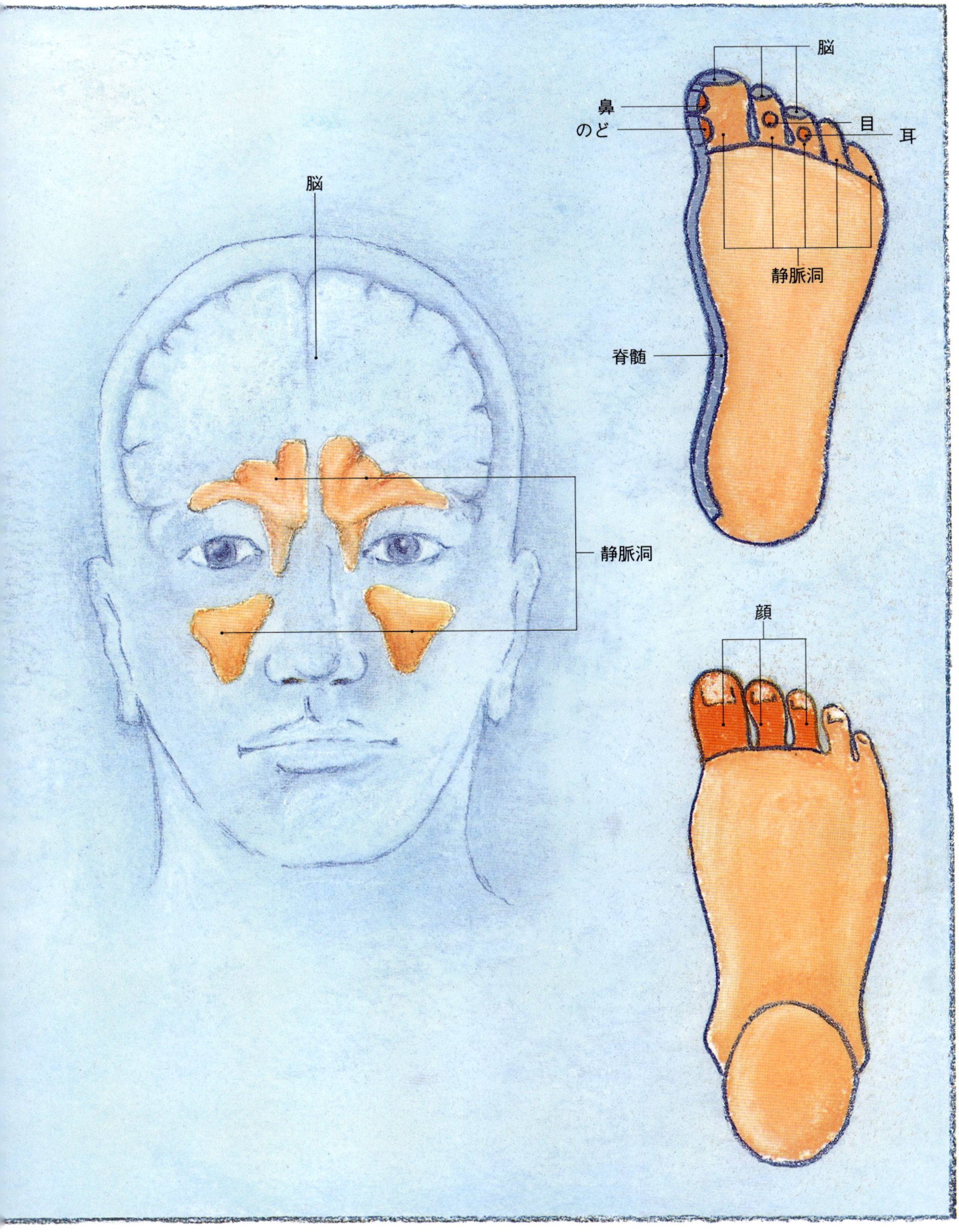
脳
鼻
のど
目
耳
静脈洞
脊髄
脳
静脈洞
顔

耳

　私たちが聴覚をもち、平衡感覚を保てるのは、耳の内部構造のおかげです。人間の耳は、10デシベルから140デシベルまでの音を識別することができます。両耳の間隔は、脳が音の方向と発信地を特定するのを助けます。

　耳は、3つの部分に分かれています。外耳、中耳、および内耳です。外耳は、軟骨の耳殻からなり、耳殻が音響を反射して、外耳道、あるいは耳孔に入りやすくします。中耳は、鼓膜と3つの小骨からなります。槌骨（つち）、砧骨（きぬた）、および鐙骨（あぶみ）です。内耳は、蝸牛殻（かぎゅう）とよばれるリンパ液を満たしたうずまき状の蝸牛管があります。内耳神経には、音の伝達を脳へ伝える聴神経があります。互いに直角をなす半円形の3つの管である三半規管は、平衡感覚をつかさどります。これらの管は、からだの運動に敏感に反応する絨毛（じゅうもう）と、身体の各部位すべての位置を感じることのできる特別な細胞でできています。

目

　眼球は、直径約2.5センチほどのゼリー状の球体です。強膜、あるいは白膜は、角膜を除いた部分の眼球の最外層を包む強靭な膜です。角膜の内側、前方に毛様体があり、水様水という液体で満たされています。これは水晶体によって、後方にある硝子体と分けられます。角膜と水晶体の間に筋肉質の虹彩（こうさい）があります。光線は透明な角膜を通り、中央の黒い穴つまり瞳孔（どうこう）を経て、内部に入ります。さらに水晶体はレンズの働きをし、鋭敏に光と色を感じる細胞からなる網膜に像が映ります。この像は、逆さまに映し出されます。網膜が眼球の奥にある視神経を刺激し、このメッセージが大脳の視覚皮質に伝達されます。ここで、両目から出た2つの映像が重なりあい、ひとつのイメージになり、私たちの3次元の世界を創造します。

静脈洞

　静脈洞とは、顔面の骨の間の空洞です。音を共鳴させるだけでなく、鼻から入る空気のフィルターの役目を果たします。またこの空洞の構造により、頭部の重量が軽くなり、脊椎にかける負担を軽減します。静脈洞に感染症をおこすと、顔面に痛みが走り、鼻での呼吸がとても困難になります。また、耳にこらえきらないほど激痛を引き起こすこともあります。

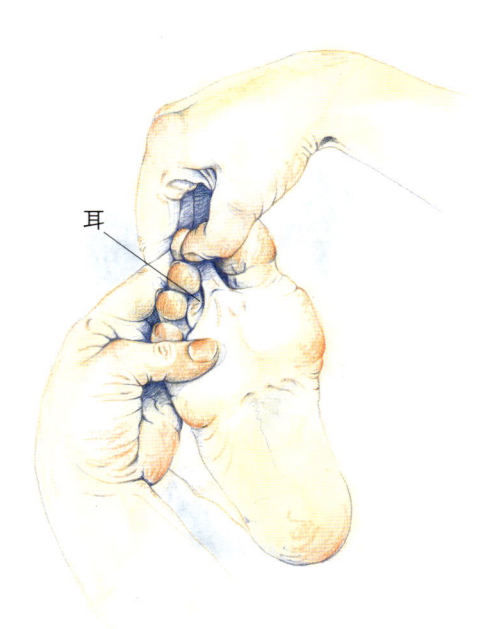

◀ **目と耳に働きかける**
右足を左手で支え、右親指を使って、右足の人差し指と中指をやさしくまわします。左足を右手で支えながら、左親指で左足の人差し指と中指をやさしくまわします。

耳

▶ **静脈洞に働きかける**
右足を左手で支え、右親指を使って足のつま先全体を圧していきます。内側から外側に向けて動かし、小指までいったら支える手を変え、左親指を使って外側から内側へ戻ります。左足を右手で支え、左親指を使ってつま先の部分を同様に繰り返します。小指までいったら支える手を変え、右親指を使って同じ部分を圧します。

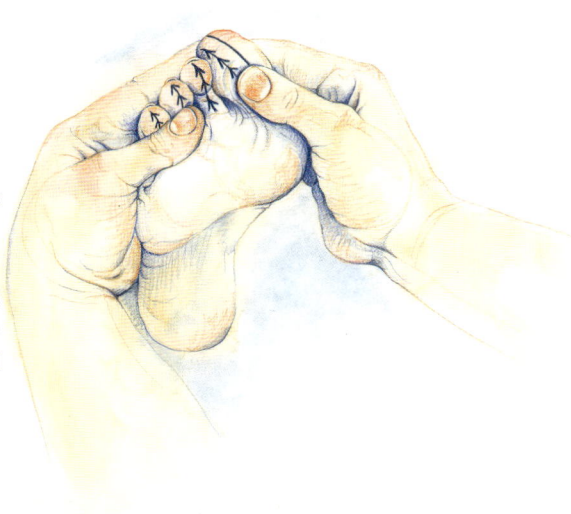

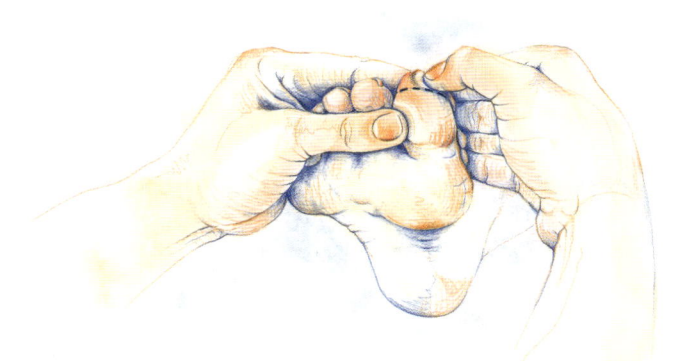

◀ **脳に働きかける**
足の親指から中指にある脳の反射点(ポイント)を探してください。反射点は、両足とも同じところにあります。この部分を治療する際、親指でそれぞれの足の3本の指先を軽く圧します。右足には右親指、左足には左親指を使います。

The Brain & Facial Areas

71

筋組織
The Muscular System

筋肉には3種類あります。まず骨格筋、あるいは随意筋です。骨格に付着したこの筋肉は、意識的な運動および反射とよばれる機械的な反応に関連しています。随意筋が収縮するおかげで、いろいろな運動が可能になります。たとえば、空中でジャンプしようとする時には、瞬時に大きく収縮しなければいけません。この筋肉は、全体重の約25％を占めます。

次に平滑筋、あるいは付随意筋です。これは、内臓器官や血管などの壁を構成する筋肉で、腸や膀胱のような内臓器官の不随意な運動に関連します。平滑筋の繊維は、細長い細胞です。また、中枢神経からの支配を受ける筋肉と違い、飲食物を消化する時の腸のリズミカルな微動に関連します。

最後は心筋です。これは、心臓の壁を構成する筋肉で、構造上は随意筋と似ていますが、繊維は短かく厚く、高密度の網目状です。

筋肉は、全身に張りめぐらされているので、とくに筋肉の痛みに効くといった特別なリフレクソロジーの手順はありません。あなたがリフレクソロジーのセッションをする際には、実際、筋組織に働きかけていることになります。

筋肉はいかに働くか

骨格筋の繊維は、脊髄中にある運動神経によって動かされます。これらの神経は骨格筋に入った際、分岐し、一つひとつ異なった筋肉繊維とつながっていきます。それぞれの筋肉は、2つの付着点の距離を縮めるだけで、広げることはありません。つまり、筋肉は引っ張るだけで、押すことはありません。反対方向の動きには、もうひとつ別の筋肉が必要です。たとえば、上腕二頭筋はひじを曲げる働きがありますが、上腕三頭筋は手の伸びに関連しています。平滑筋もやはり運動神経によって動かされます。ただし、運動神経のかわりに、刺激はいくつかの筋肉繊維に波状に伝わります。たとえばこの波状の動きが、腸内で食物を移動させるような動きに役立ちます。

心筋の収縮は、自律神経系によってコントロールを受ける心拍が、心臓の特殊なペースメーカー組織から発する時におこります。この心拍が毎分70回程で、心臓の規則正しい鼓動のもととなります。

太陽神経叢
The Solar Plexus

　胃壁の後方に、太陽神経叢とよばれる神経組織があります。からだの左側にある消化器系に働くリフレクソロジー（参照→P.42〜45）を施す時に、自動的に太陽神経叢の部分のトリートメントをしていることになります。それでかなり頻繁に、この部分と接触することになるでしょう。これはとても良いことです。治療を受けた患者は、リラックスした気分を味わい、幸福な感情がわいてくることでしょう。

　精神的ストレスのある人を治療すると、太陽神経叢に関連した部分に敏感に反応することがよくあります。神経質な気分や不安感は、「胃の中の蝶々」と形容されるこの部分から発するものです。

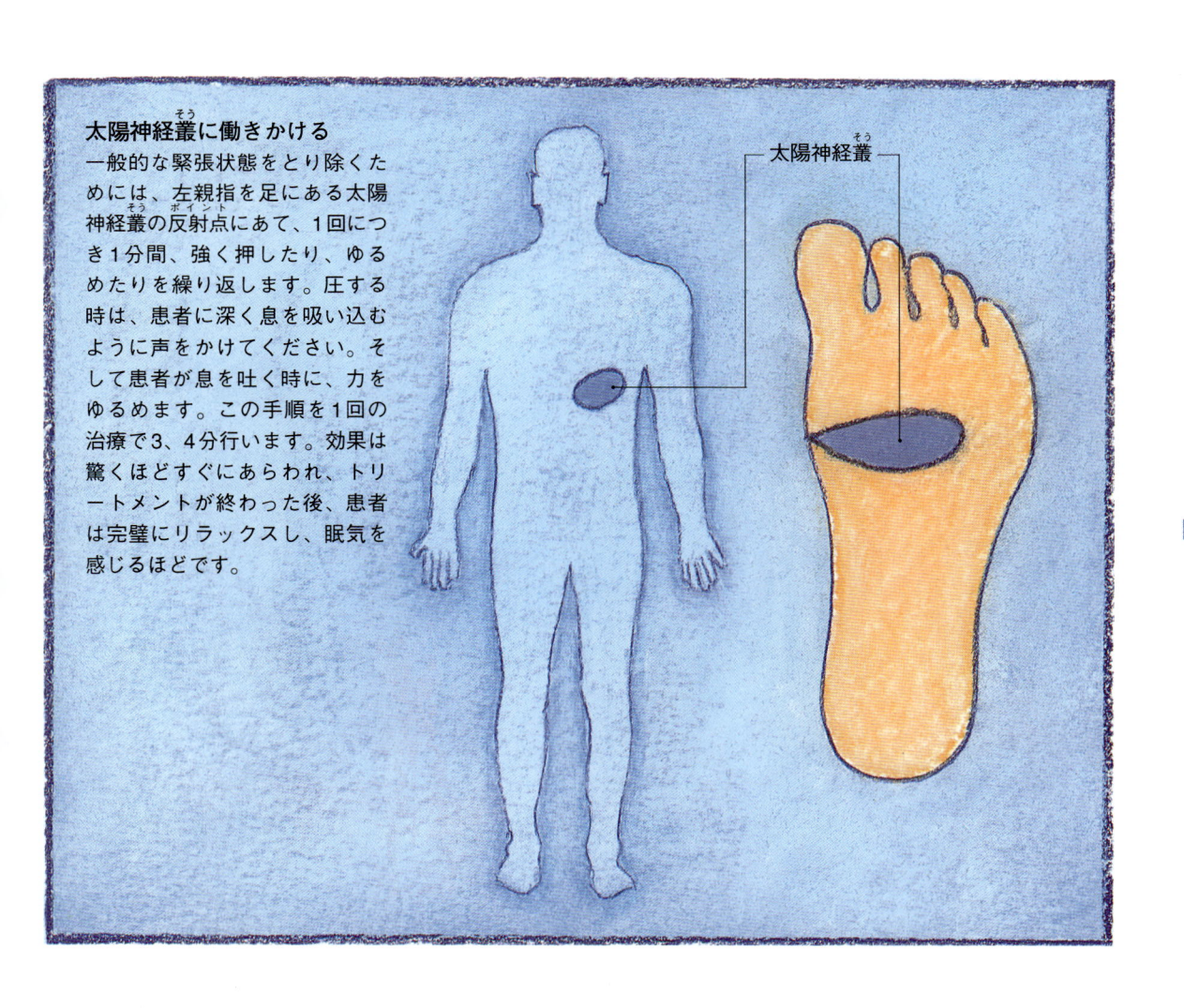

太陽神経叢に働きかける
一般的な緊張状態をとり除くためには、左親指を足にある太陽神経叢の反射点にあて、1回につき1分間、強く押したり、ゆるめたりを繰り返します。圧する時は、患者に深く息を吸い込むように声をかけてください。そして患者が息を吐く時に、力をゆるめます。この手順を1回の治療で3、4分行います。効果は驚くほどすぐにあらわれ、トリートメントが終わった後、患者は完璧にリラックスし、眠気を感じるほどです。

太陽神経叢

泌尿器系
The Urinary System

　泌尿器系の症状で、リフレクソロジーの効果があるものといえば、ストレス性の失禁、女性に多い膀胱炎、腎炎などがあります。高血圧は、腎機能に深く関わっており、リフレクソロジーによって、血圧を下げることができます。

　泌尿器は、2つの腎臓と2本の尿管、括約筋でコントロールされる膀胱からなり立っています。

腎臓

　腎臓は、血液中から不純物を濾過し、毒素が危険な量までの蓄積を防ぐ作用を営む重要な器官です。そら豆の形をしており、胃の後方、脊椎の両側に左右一対あります。1つの腎臓の内には、血液の濾過に必要なネフロンが100万個以上あります。

　濾過した後の残余物である尿は、腎盤に集まります。処理される血液は、腎動脈からもっとも内側の組織である腎髄質を通り、腎臓に入り込みます。一度濾過されると、この液体は、毛細血管に囲まれた細い管を通過します。毛細血管が水分と化学物質を再吸収し、使用済みの血液は腎静脈から排出されます。一方、残余物である尿は、尿管を通じて膀胱に送られます。一対の腎臓は、1日約190リットルの血液を処理します。尿の量は、睡眠中や多量の汗をかいた時には減少し、水分をとりすぎると増えます。2つの腎臓をあわせて、心臓とほぼ同じ大きさです。

膀胱

　膀胱は、筋肉性の袋状の器官で、恥骨結合の後部にあります。幅の広い尿管は、膀胱の底部から伸びています。環状の筋肉である尿道括約筋は、普段はしっかりと閉ざされています。

　膀胱が空の時は平たくなり、約50ミリリットルの尿が溜まると膨らみます。2本の尿管から尿がおりてくると、膀胱の内壁がゆるみ、それを受け入れます。カップ1杯分ほどの尿が溜まると、神経が脳に信号を送り、尿意を催します。尿道括約筋がゆるむと、膀胱の内壁が収縮し、尿が尿道から体外に排出されます。

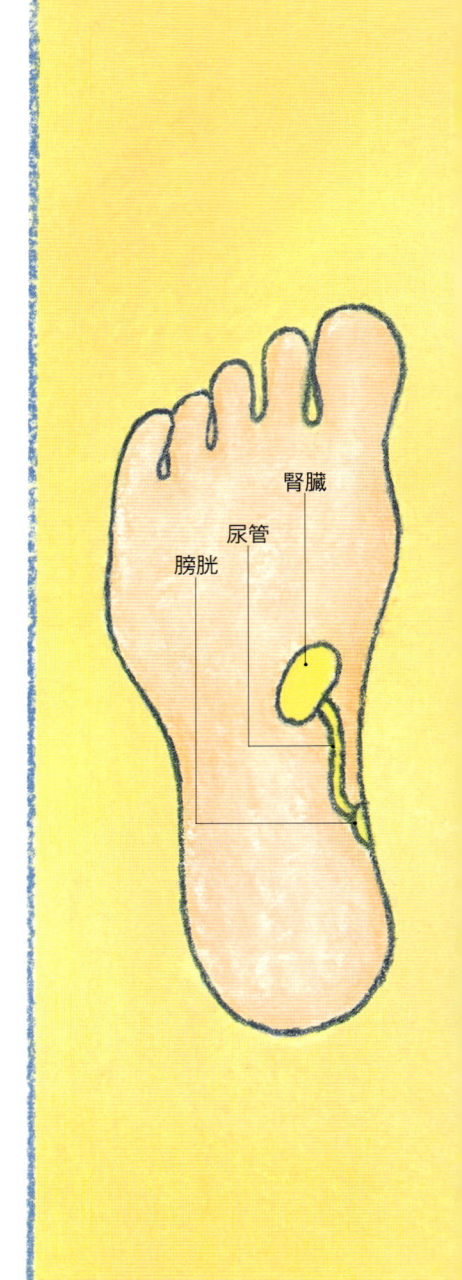

泌尿器系を治療する
泌尿器系の反射点は、両足に左右対称に分布しています。膀胱半分の反射点は右足の内側にあり、もう半分は左足の内側にあります。

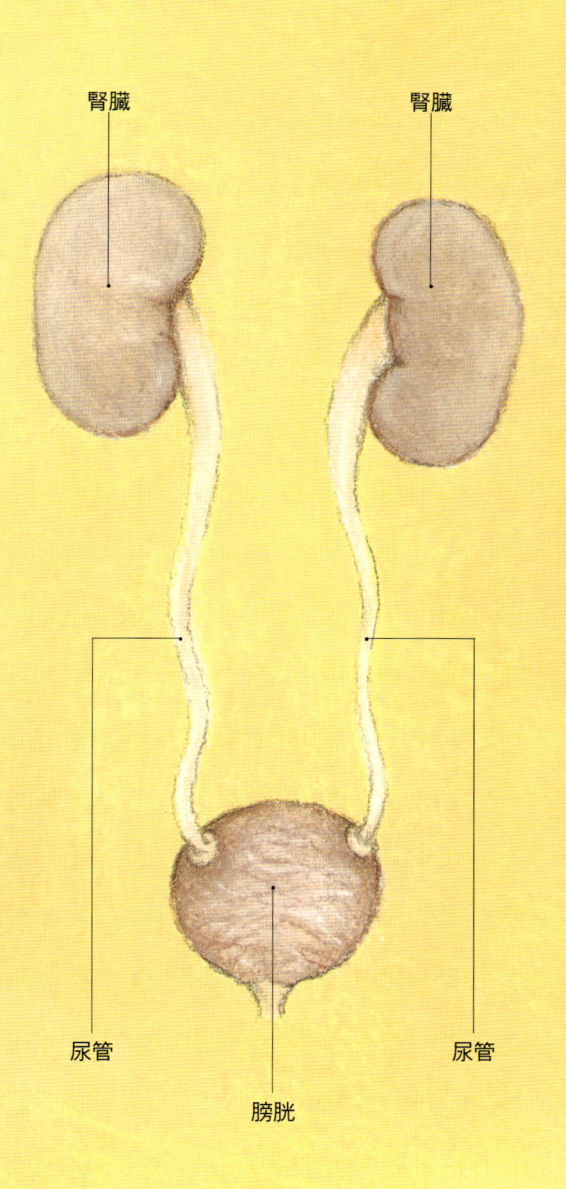

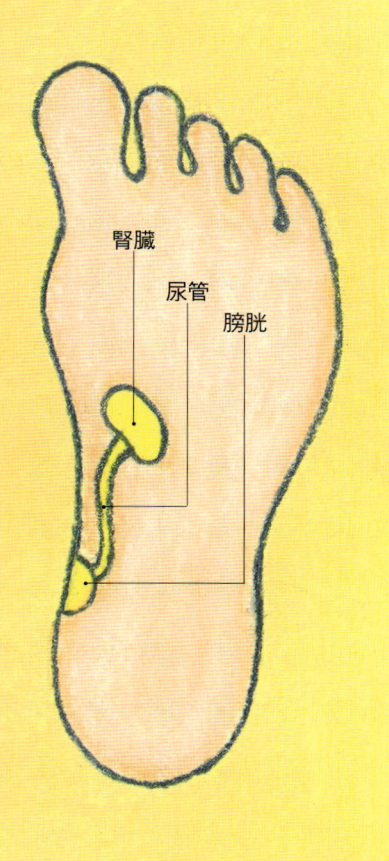

腎臓　　腎臓

腎臓
尿管
膀胱

尿管　　尿管
膀胱

THE URINARY SYSTEM

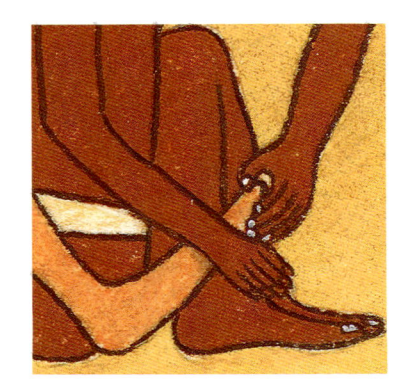

Chapter Five
足のトリートメント
Treating the Feet

　足のリフレクソロジーをはじめる前に大切なことは、何よりもまず、患者がリラックスしているかどうか確かめることです。次のページから79ページにわたって紹介する、足のリラクセーションのためのエクササイズは、リフレクソロジーの治療の効果を最大限に引き出すためのものです。しかしステップの第1は、患者をリクライニングチェアや長く座れる安楽椅子に掛けさせて、心身共に楽な状態にしてあげることです（参照→P.38）。患者は、何か不自然だったり、どこか居心地悪く感じると、すぐに緊張しはじめます。この緊張は足に伝わり、したがって治療もしにくく、効果もどんどん減少してきます。

　はじめての場合、リフレクソロジーの治療には約50分を要します。しかし、経験を積み、慣れてくれば、5分から10分は短縮できるでしょう。とくに敏感な反射点（ポイント）がある場合は、その部分を繰り返し治療しましょう（特定の症状については参照→P.98〜135）。

足のリラクセーション・テクニック

　次に紹介するのは、足をしなやかに、柔軟にするためにつくられたプログラムです。このエクササイズはまた、特定の器官（参照→P.42〜75）が原因で、足のある特定な部分が敏感になり、治療が困難になっている場合にも有効です。リフレクソロジーの初心者にとっては、手順の練習としても役に立つでしょう。というのは、1つのセッションを通してずっと足と接触し続ける感覚を養うことに慣れてくるため、足を正しく扱うことに慣れるからです。

　各エクササイズはつねに右足からはじめ、左足も同様に行います。エクササイズの時間は、片足につきわずか10秒から15秒程です。

重要

セッションをはじめる前に、患者の足にクリームやオイルをつけたくなるかもしれません。しかし、クリームやオイルを使うと、患者の足との理想的な接触がまったく望めなくなってしまいます。むしろ、これから触れようとしている足を乾かす方が重要です。もし必要ならば、軽くパウダーをはたく程度にしておきます。

足のリラクセーションのためのエクササイズ
Feet Relaxation Exercises

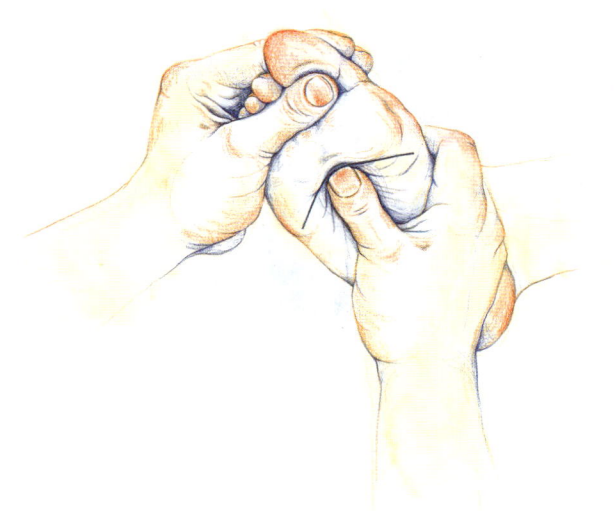

◀ **横隔膜をリラックスさせる**
右足からはじめます。横隔膜ライン の始点に右親指をおき、親指を足の 外側に向かって動かします。同時に 左親指を使い、足のつま先のつけ根 を内側に折り曲げます。左足も同様 に行います。

▶ **両サイドのリラクセーション**
つま先を支えながら、足をリラックスさせ るために、両手で両サイドに揺すります。 右足からはじめ、左足も繰り返します。

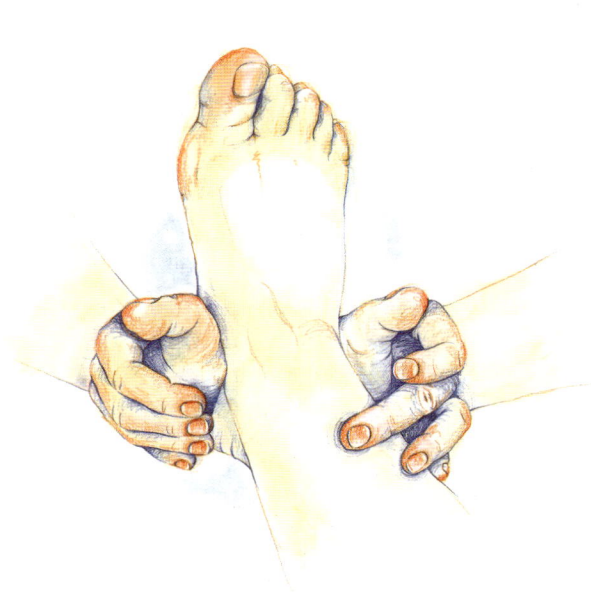

◀ **足首をほぐす**
このエクササイズは、こわばった 足首にとても効果的です。右足か らはじめます。両手を使って、足 を左右にやさしく揺すります。左 足も同様に行います。

甲側

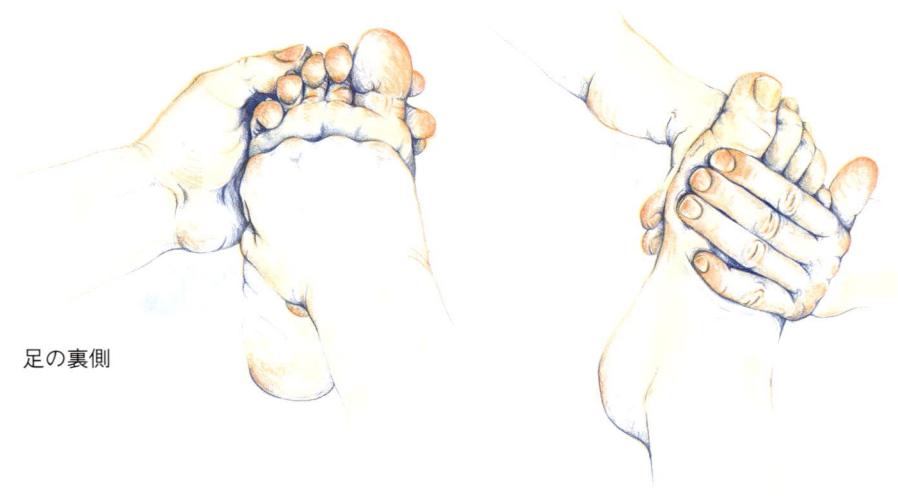

足の裏側

▲ **足骨をもむ**
右足からはじめます。右手をこぶしにして、右足の裏におきます。左手を足の前方におきます。次に、足の裏側から押し、甲側から握るようにします。両手の調子をあわせましょう。左足も同様に繰り返します。

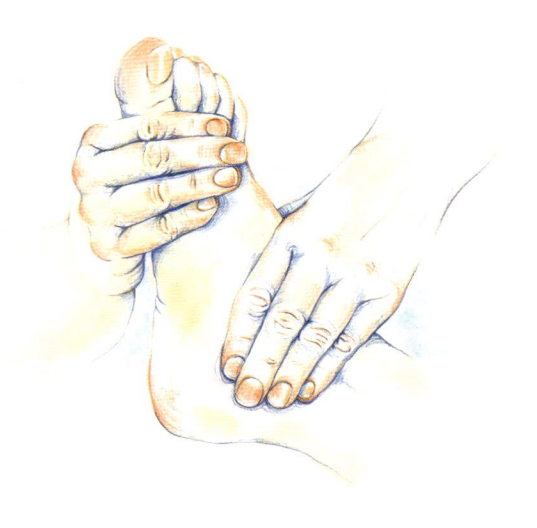

◀ **オーバーグリップ**
左手を右足首の上におきます。この時、左手の親指が足の外側のふちにあることを確認してください。円を描くように軽く揺り動かし、内側方向に足をまわします。左足も同様に繰り返します。足首の腫れにとても効果的です。

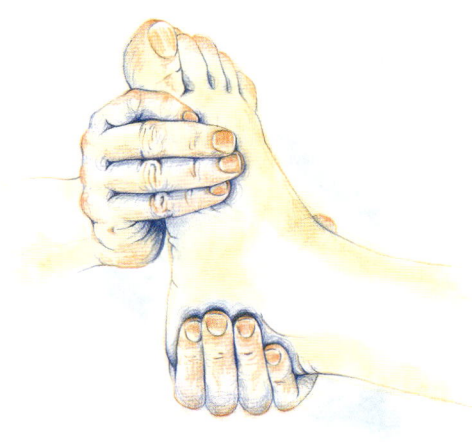

◀ **アンダーグリップ**
右足からはじめます。左手で足首の下を支えます。親指が足の外側にくるようにします。円を描くように軽く揺り動かし、内側方向に足をまわします。左足も同様に繰り返します。

▶ **足全体のもみほぐし**
両手で右足をはさみ、外側から足を支えるようにします。電車の車輪のような動きをまねながら、両手をやさしくまわします。左足も同様に繰り返します。

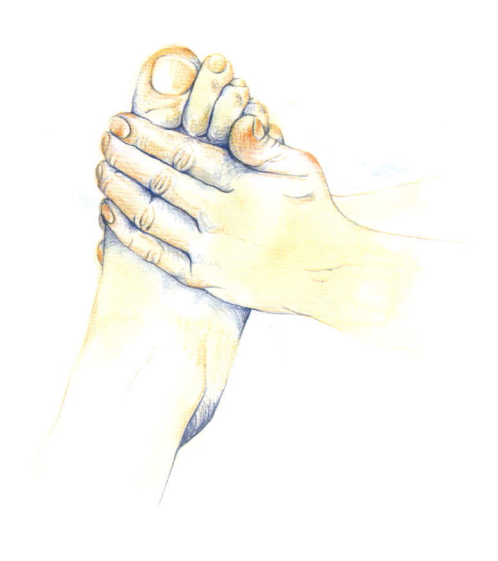

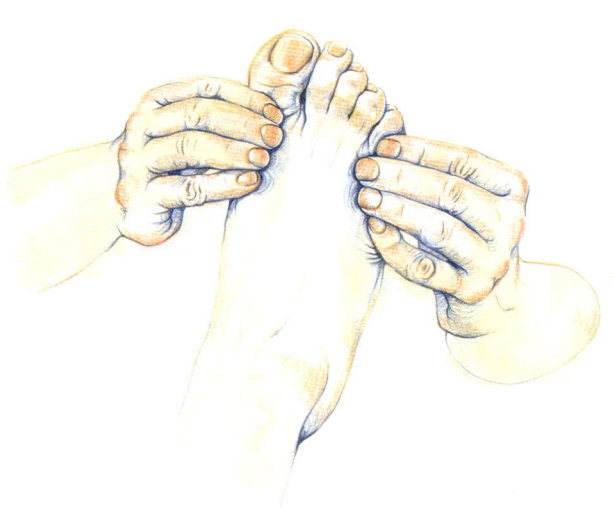

◀ **肋骨をリラックスさせる**
右足からはじめます。両親指で押し、両方の指全部を使って、足の甲側をはわせます。左足も同様に繰り返します。

FEET RELAXATION EXERCISES

足の基本セッション
The Basic Foot Session

▶ **肺／胸部に働きかける**
足の裏側：右足を左手で支えながら、横隔膜ラインからつま先と足の関節の部分にかけ、上向きに圧します。**甲側**：左手でこぶしをつくり、右足の裏にあてます。右手の人差し指を使って、つま先から下にかけて下ろします。左足も同様に繰り返します。

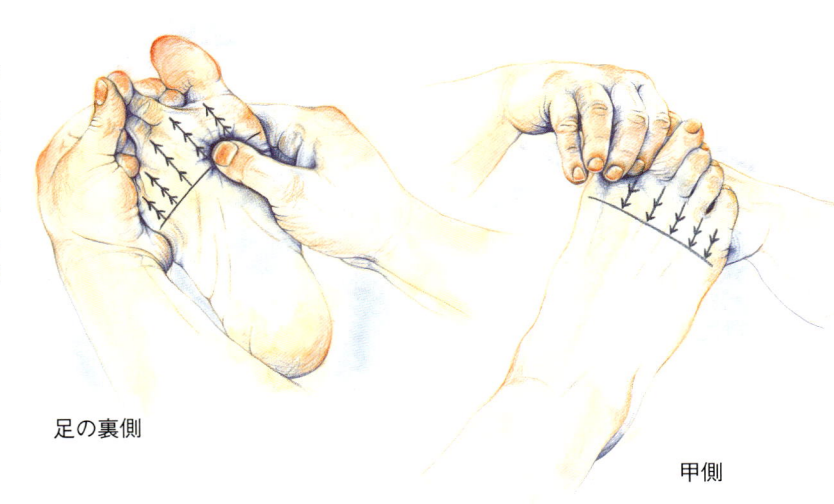

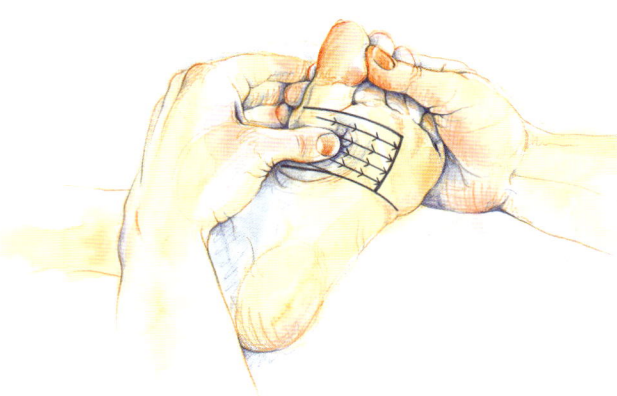

足の裏側

甲側

◀ **心臓に働きかける**
心臓の反射点は、左足にしかありません。右手で左足のつま先を支えながら、左親指を使い、足の内側からその周辺を圧します。この部分を治療した後、横隔膜ラインのリラクセーションのためのエクササイズ（参照→P.77）を行います。

▶ **静脈洞に働きかける**
右足を左手で支えながら、右親指を使い、5本の指を全部圧します。各指のつけ根から指の裏全体を触るために、小さくはうように動かします。左足も同様に繰り返します。右手で左足を支えながら、左親指を使います。

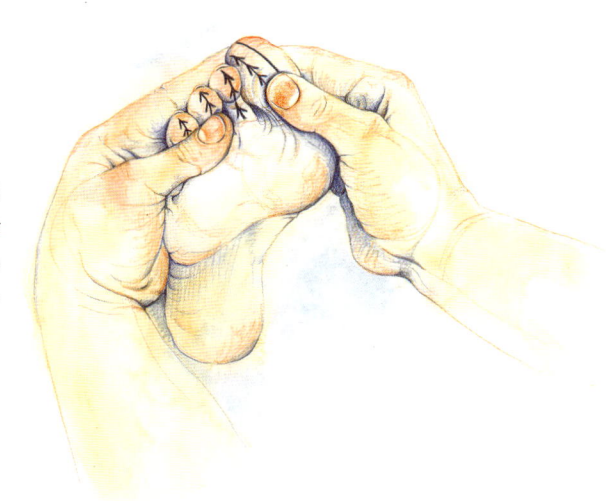

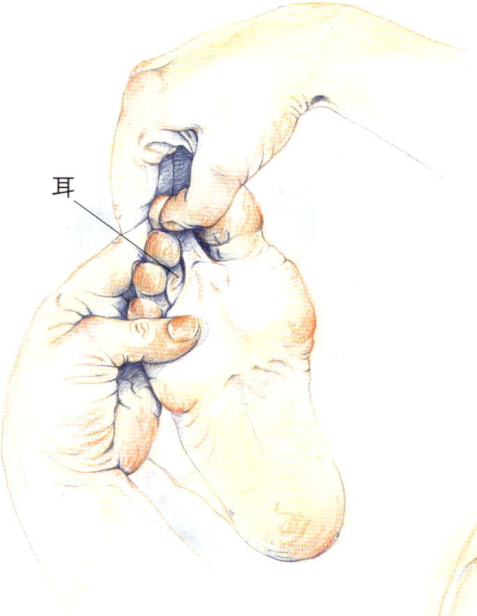

◀ **目および耳に働きかける**

目の治療には、右足を左手で支えながら、右親指を足の人差し指の第一関節の下におきます。時計回りに小さく回転させます。耳の治療には、足の中指を同様に行います。支える手と親指を変えて、左足も同様に治療します。

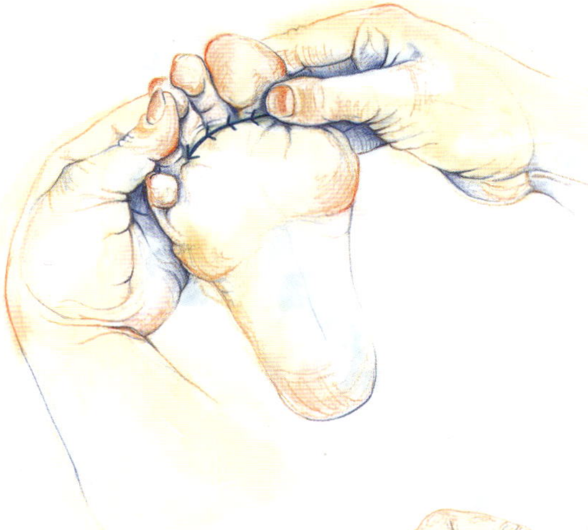

▶ **首と甲状腺に働きかける**

足の裏側：右足を左手で支えながら、右親指を使い、足の親指から中指までのつけ根に沿って圧します。**甲側：**右手の人差し指を使い、足の親指から中指までのつけ根に沿って圧します。左足を扱う時は、右手で支え、足の裏には左親指、甲側には左手の人差し指を使います。

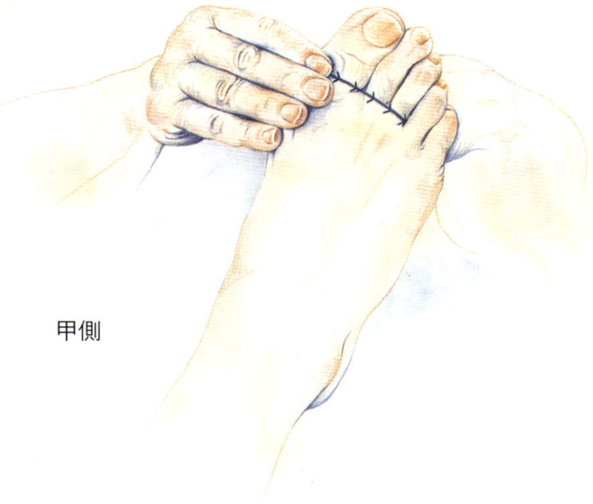

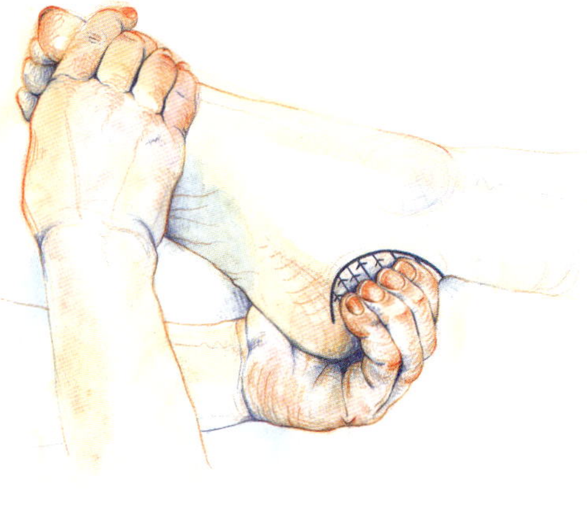

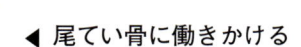

◀ **尾てい骨に働きかける**

右足を右手で外側に向けて（からだから離すように）支えながら、左手の4本の指を使い、足の内側部分をはわせます。左足をあつかう時は、右手で支え、左手の4本の指で内側をはわせます。

▶ **臀部と骨盤の周辺に働きかける**
右足を左手で外側に向けて（からだから離すように）支えながら、右手の４本の指を使い、足の外側をはわせます。左足を扱う時は、右手で支え、左手の４本の指で外側をはわせます。

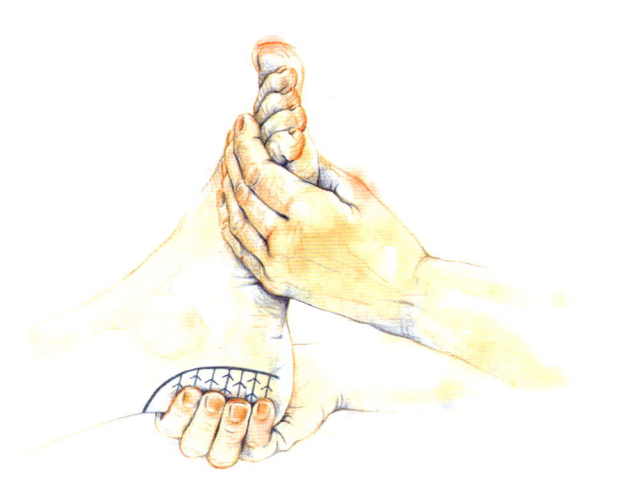

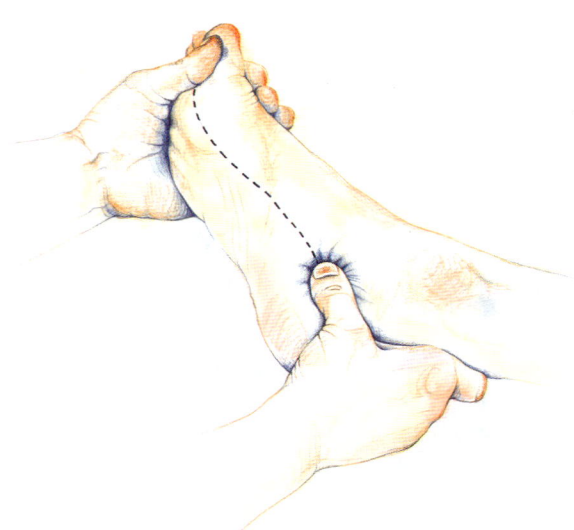

◀ **脊椎に働きかける**
右足を左手で外側に向けて（からだから離すように）支えながら、右親指を使い、足の内側を上に向けて圧していきます。左足をあつかう時は、右手で支え、左親指で中央部分を上に向けて圧していきます。これが終わったら、足首をもむエクササイズをします（参照→P.77）。

▶ **脳に働きかける**
右足を左手で支えながら、右親指で足の親指の先を圧します。左足をあつかう時は、右手で足を支え、左親指で圧します。

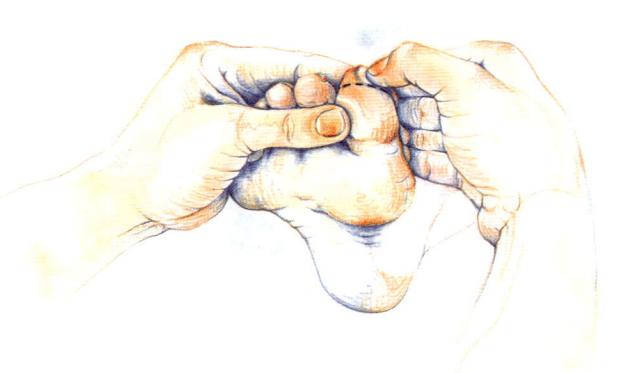

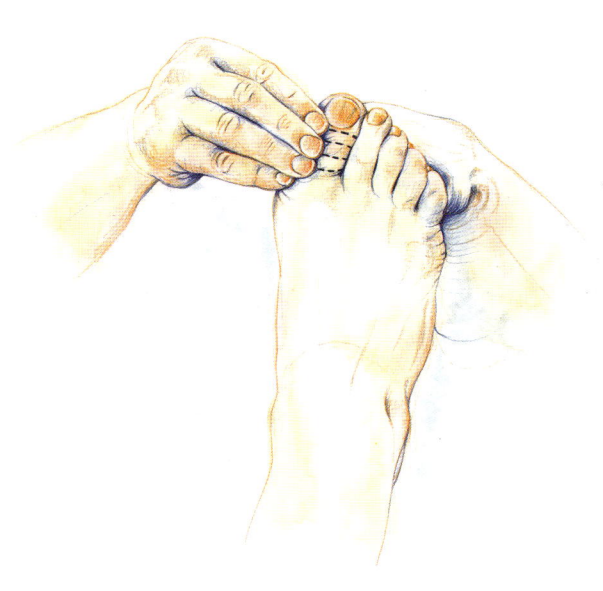

◀ 顔面に働きかける
左手でこぶしをつくり、右足の裏側を押します。それから右手の人差し指を使い、足の親指の甲側を圧します。左足をあつかう時は、右手でこぶしをつくり、左手の人差し指を使って足の親指の甲側を圧します。

▶ 肩に働きかける
右足を左手で支え、小指のちょうどつけ根を右手の親指で圧します。左足の時は右手で支え、左親指で反射点(ポイント)を圧します。

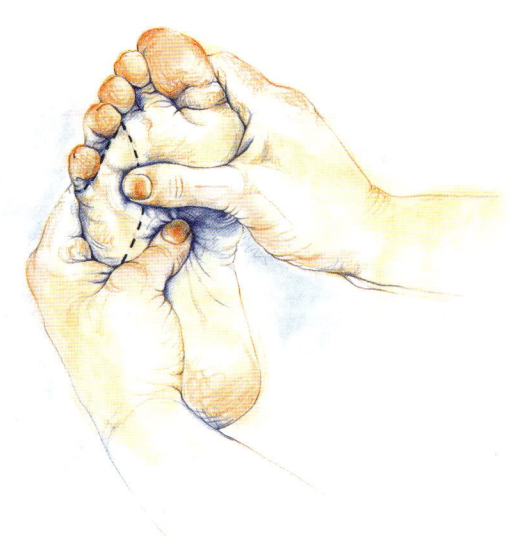

◀ ひざとひじに働きかける
右足を右手で支え、左手の人差し指で足の裏の三角形の部分を圧します。左足をあつかう時は、左手で支え、右手の人差し指で足の裏の同じ地帯を圧します。

▶ **座骨神経に働きかける**
右足を右手で支えながら、左手の人差し指を使い、足くるぶしから上に圧していきます。約7.5センチ位、上まで圧します。左足をあつかう時は、左手で支え、右手の人差し指で足くるぶしから上に圧していきます。

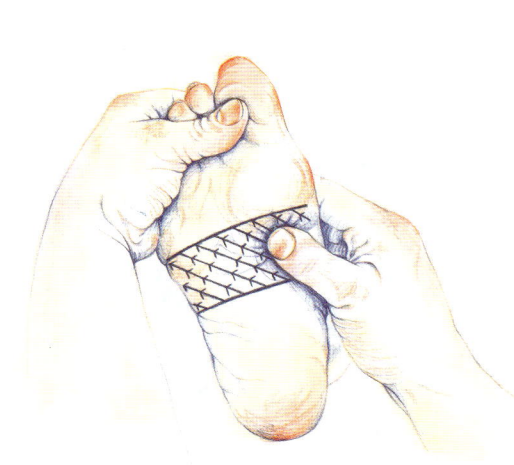

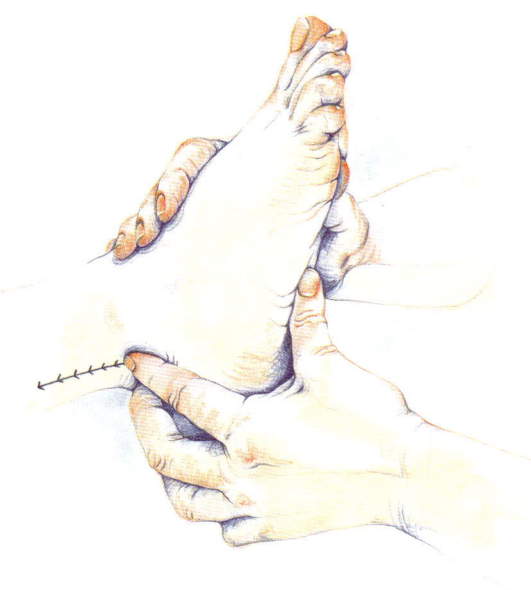

◀ **肝臓に働きかける**
肝臓の反射点は右足にしかありません。右足を左手で支え、右親指で図の部分全体を圧します。

▶ **胃と膵臓(すいぞう)に働きかける**
胃と膵臓(すいぞう)の反射点(ポイント)は左足にしかありません。左足を右手で支え、左親指で図の部分全体を圧します。

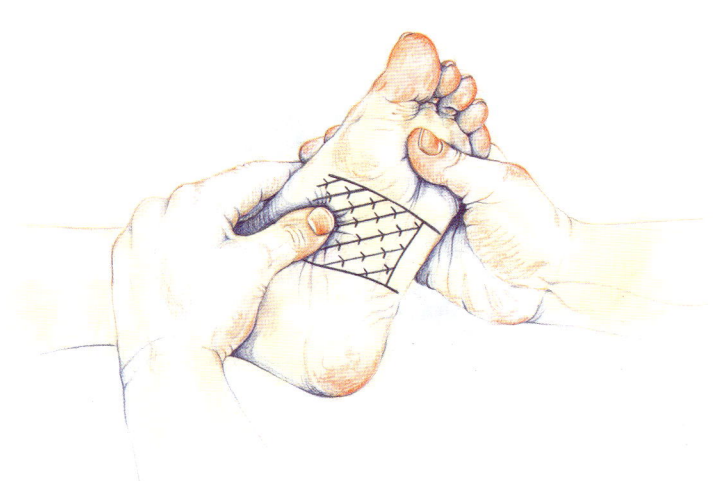

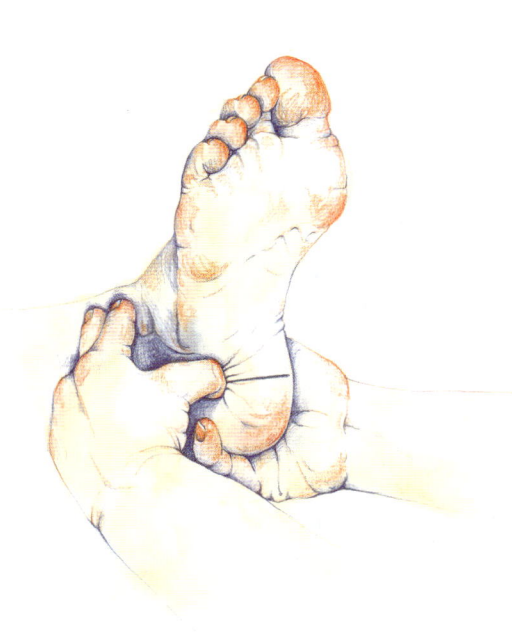

◀ 回盲弁に働きかける
回盲弁の反射点(ポイント)は右足にしかありません。右足のかかとを右手で支え、左親指でフッキングのテクニック（参照→P.39）で圧します。

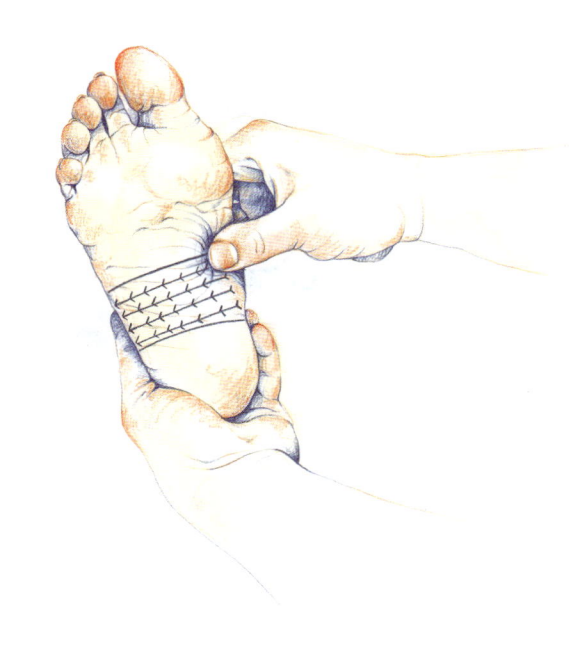

▶ 腸（上行結腸、横行結腸および小腸）に働きかける
この反射点(ポイント)は右足にしかありません。右足を左手で支え、右親指を使い、かかとの部分を圧します。

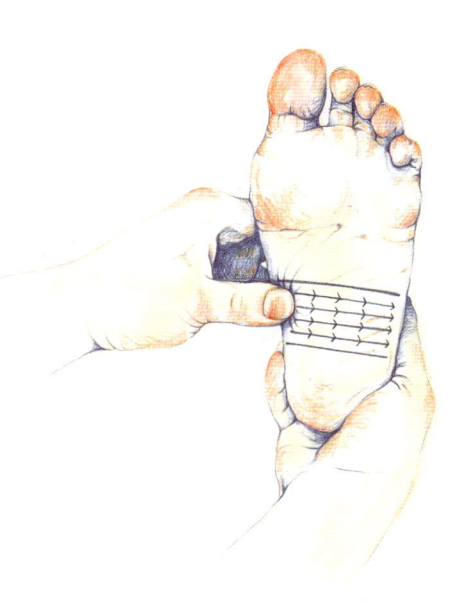

◀ 腸（横行結腸および下行結腸）に働きかける
この反射点(ポイント)は左足にしかありません。左足を右手で支え、左親指でかかとに向かって圧していきます。

▶ **膀胱に働きかける**
右足を左手で支えながら、右親指を使い、足の中央の柔らかくて弾力のある部分を圧します。左足をあつかう時には、支える手を変え、左親指を使い、同じ部分を圧します。

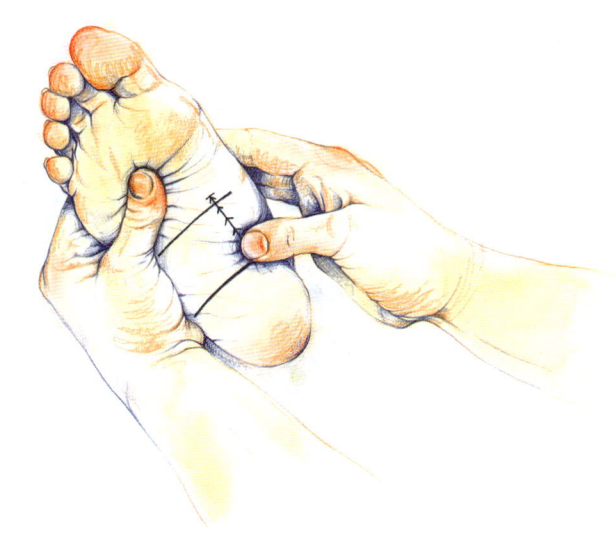

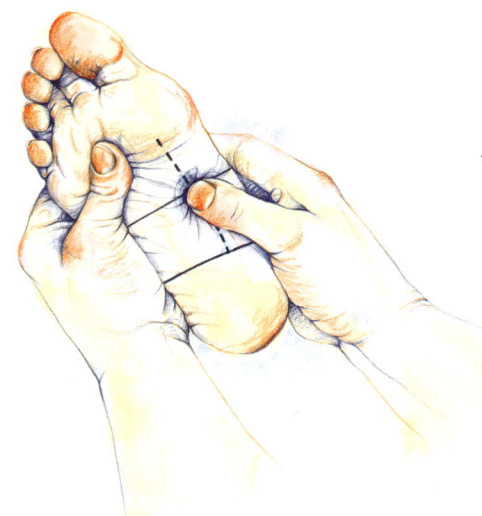

◀ **尿管に働きかける**
右足を左手で支えながら、右親指を使って圧します。左足に行う時も同じテクニックを使いますが、支える手を変え、左親指を使って圧します。
注意：直接、靱帯ラインを圧さないように注意しましょう。つねに靱帯ラインの中央部分を圧すように気をつけましょう。そうでなければ、受け手にひどい不快感を与えかねません。

▶ **腎臓に働きかける**
右足を左手で支えながら、右親指を中心に回転させます。左足に対しては、支える手を変え、左親指を中心に回転させます。腎臓の反射点は、他の部分より敏感に反応する人が多いので、このテクニックは、不快感を多少起こすことがあります。

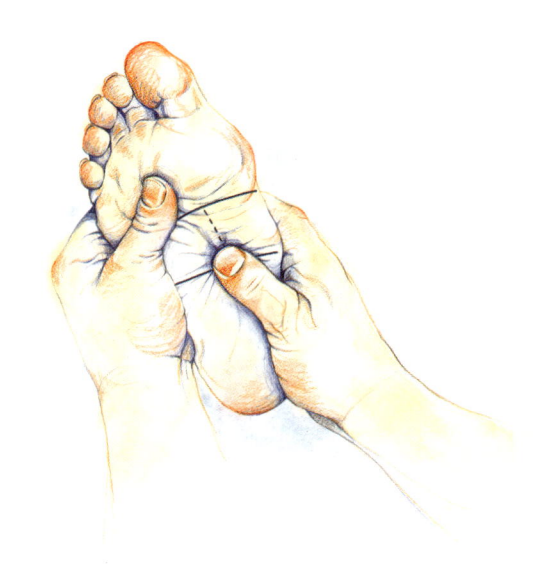

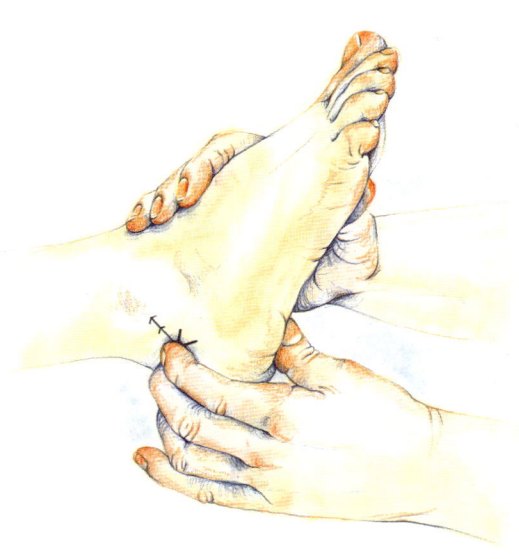

◀ **卵巣および精巣に働きかける**
右足を右手で支えながら、足を外側に曲げ、左手の人差し指を使って図の部分を圧します。左足に対しては、支える手を変え、右手の人差し指で同じ部分を圧します。

▶ **子宮および前立腺に働きかける**
右足を左手で支え、右手の人差し指を使い、かかとの先から足首にかけて圧します。左足に対しては、支える手を変え、左手の人差し指を使い、同じ部分を圧します。

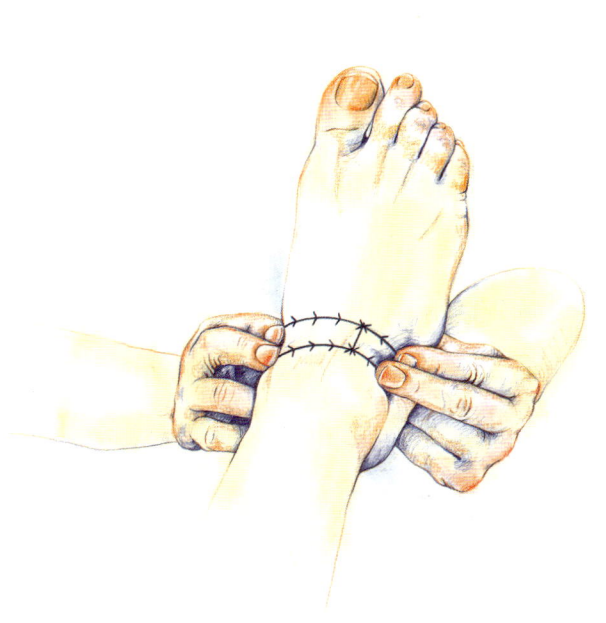

◀ **輸卵管および輸精管に働きかける**
両手の親指を使いながら、足の裏を押し、同時に足のつけ根の部分を両手の人差し指で押します。左足も同様に繰り返します。

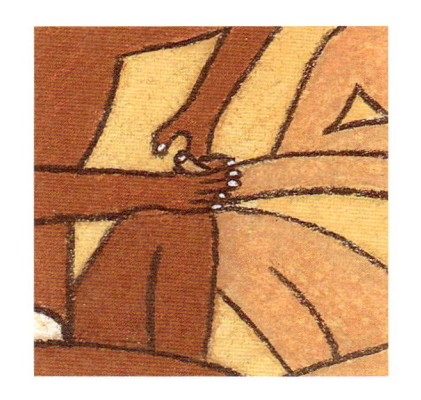

Chapter Six
手のトリートメント（自助療法）
Treating the Hands

　もっとも直接的で強力なリフレクソロジーの効果は、足の裏および周辺に集中している反射点に圧力を加えることから得られます（参照→P.76〜87）。しかし、この足のリフレクソロジーは、2人の人間、つまり受け手と施療者が必要なため、自分自身で行う療法としては使えません。手の地図（参照→P.32〜35）をもう一度見てみると、身体組織に関連したすべての反射点が、手および手首にもあることがわかります。したがって手のリフレクソロジーは、足のリフレクソロジーのセッションの合間に、緊張やストレスをほぐすために、また病気（参照→P.98〜135）の治療のために、いつでもどこでも職場や家庭で行え、とても実用的です。

リラクセーション・エクササイズと手のセッション

　手のリフレクソロジーは、とくに自助のためのテクニックとして魅力的ですが、足の治療のかわりに用いられる症例もあります。たとえば、足にハンディキャップのある人や、何らかの事故でひどい損傷を患っている人にとっては、手のリフレクソロジーが便利です。そして、次ページから91ページに紹介した手のリラクセーションのためのエクササイズを、一連の手のセッションの前に行うと、大変効果があります（参照→P.92〜97）。各エクササイズは、右手からはじめ、左手も同様に繰り返します。1つのエクササイズは、片手につき約10秒から15秒が目安です。

重要

リラクセーションのためのエクササイズあるいはセッションの前に、患者の手にオイルやクリームを付けてはいけません。皮膚との理想的な接触ができなくなってしまうからです。もし必要なら、はじめる前に、タルカムパウダーを手に軽くはたく程度にしてください。

手のリラクセーションのためのエクササイズ
Hand Relaxation Exercises

　このリラクセーションのためのエクササイズは、お手伝いをしてくれる人が必要となります。しかし、誰もいなくてこのエクササイズをできなくても、手のリフレクソロジーの効果が失われることはありません。もし、お手伝いしてくれる人がいるなら、以下のどのエクササイズからはじめてもかまいません。

▶ **両サイドのリラクセーション**
　右手を両手で支えながら、手をゆっくり左右に動かします。左手も同様に繰り返します。

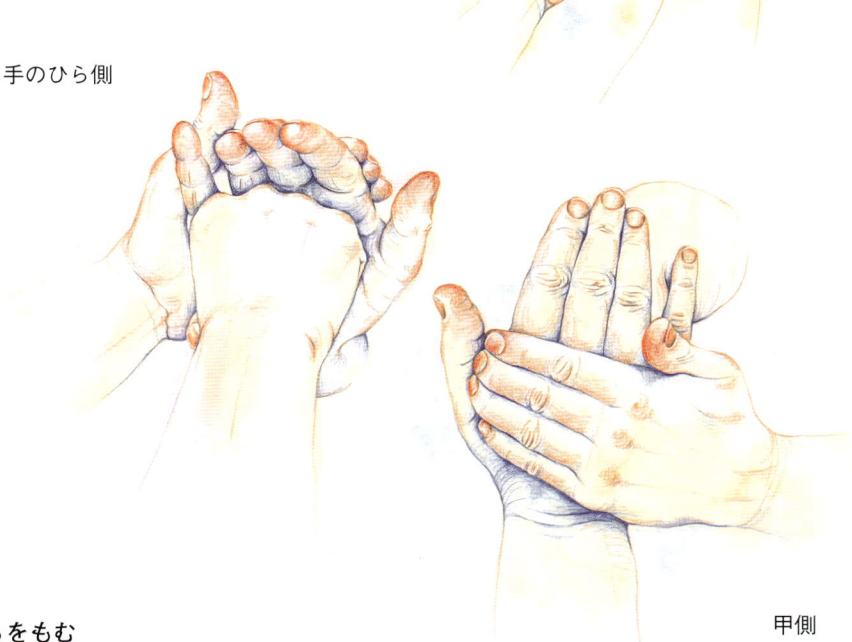

手のひら側

甲側

▶ **手のひらをもむ**
　右手を左手で支えながら、右手でこぶしをつくり、相手の右の手のひらを渦巻き型にもみます。右手で支えながら、左手でこぶしをつくり、左手に対しても同様に繰り返します。

▶ **横隔膜のリラクセーション**
このエクササイズは、呼吸器系をリラックスさせるのに有効です。右手の場合、左親指を横隔膜ラインにおき、あなたの親指を中心にして、相手の4本の指をゆっくりと曲げます。添えた親指をこのラインに沿って、内側から外側に向かって動かします。左手も同様に繰り返します。

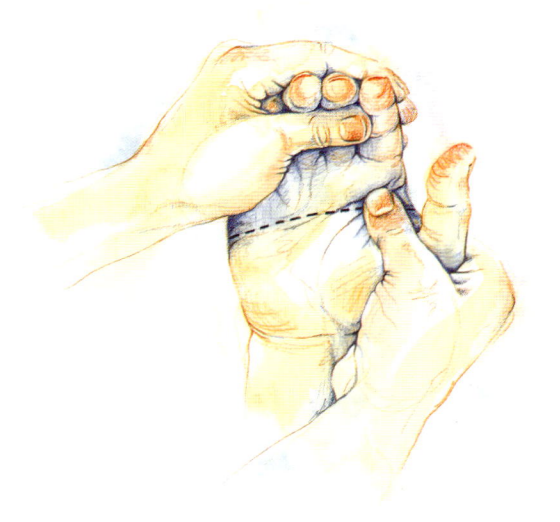

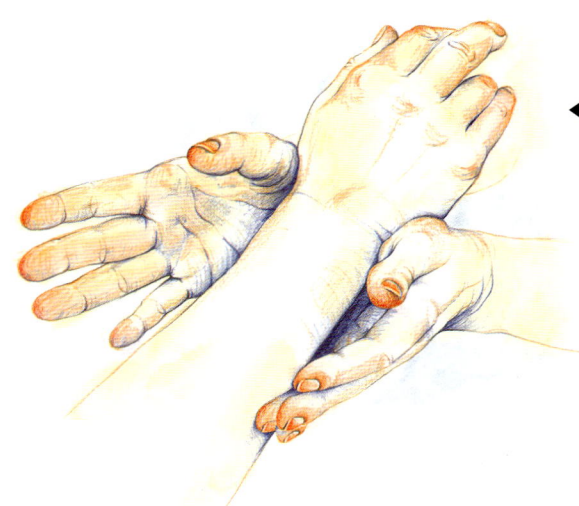

◀ **手首をほぐす**
右手のちょうど手首の前を両手のつけ根で支え、手を左右に揺すります。左手も同様に繰り返します。

▶ **アンダーグリップ**
右手首の下に左手を添えながら、右手を支えます。右手を使い、手を内側に曲げます。左手も同様に繰り返します。

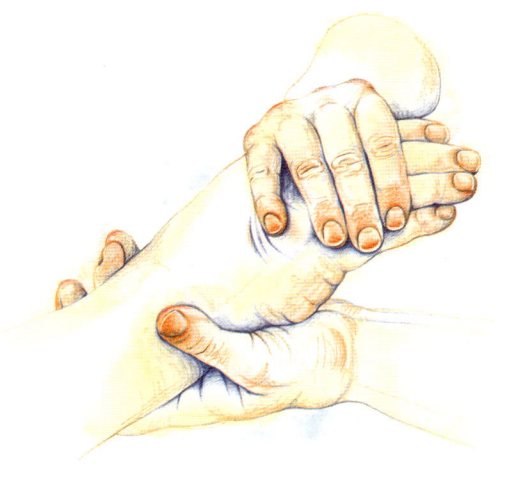

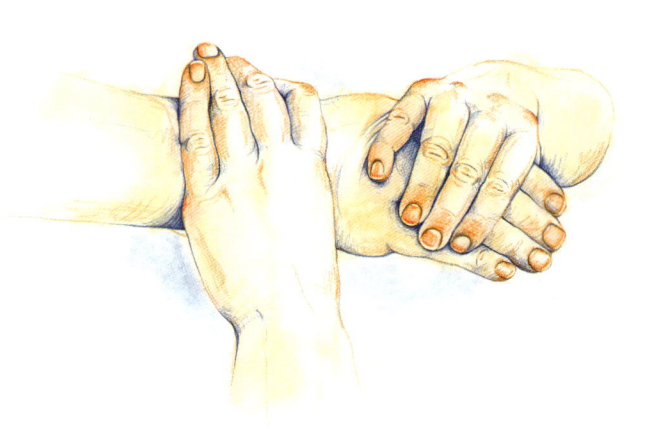

◀ **オーバーグリップ**
左手首の下に左手を添えながら、右手を支えます。右手を使い、手を内側に曲げます。左手も同様に繰り返します。

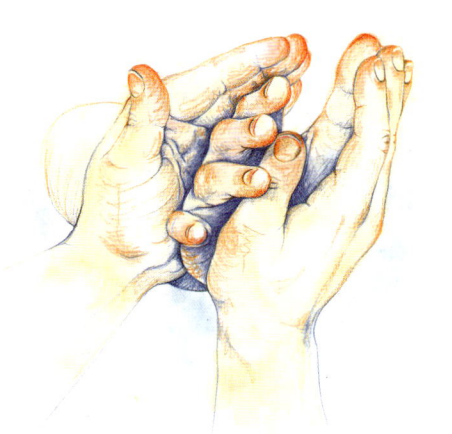

◀ ▼ **手全体をほぐす**
右手を両手で抱くようにして揺らします。それから、両手を電車の車輪の動きをまねながら、やさしく動かします。左手も同様に繰り返します。

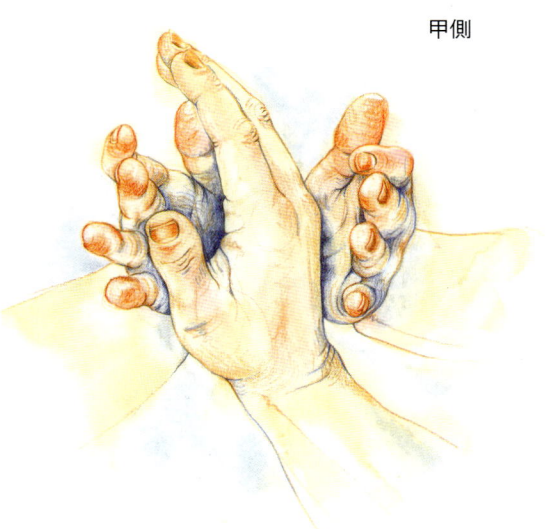

手のひら側

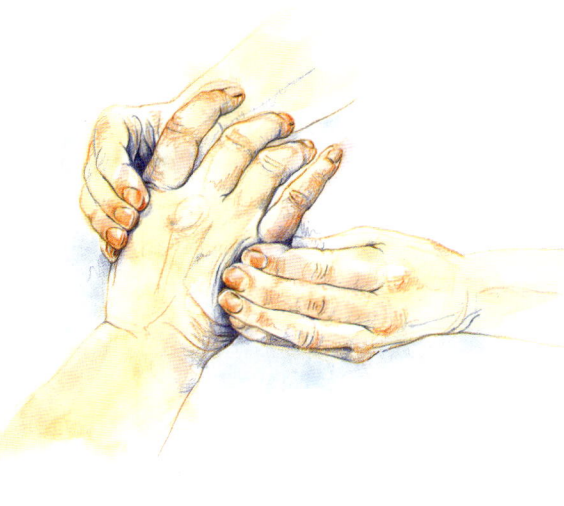

甲側

◀ **肋骨をリラックスさせる**
右手に圧しながら、両手の親指で押し、手の甲側の部分をそれぞれの手の4本の指ではわします。左手も同様に繰り返します。

HAND RELAXATION EXERCISES

手の基本セッション
The Basic Hand Session

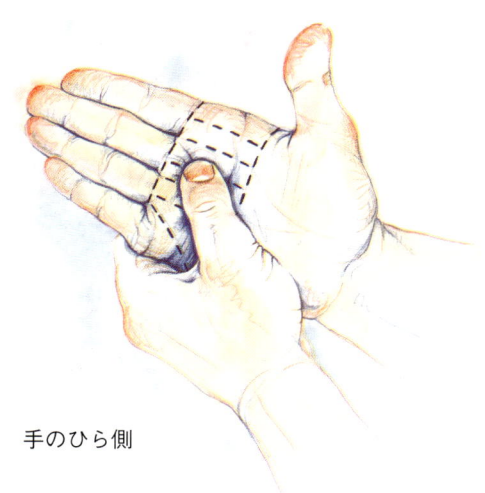

◀▼ 肺に働きかける
左親指を右手の横隔膜ラインにあてます。指のつけ根までまっすぐの線を描くように、上に圧していきます。手の甲側に対しては、左手の人差し指を指のつけ根にあて、約2.5センチ下に向かって圧していきます。左手も同様に繰り返します。

手のひら側

甲側

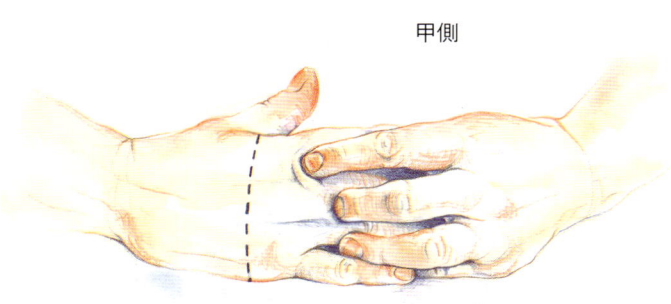

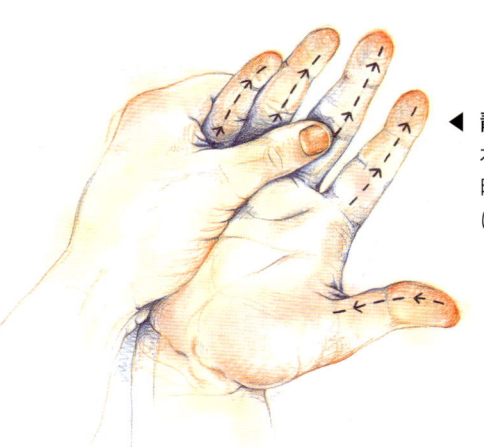

◀ 静脈洞に働きかける
右手からはじめます。左親指を使い、左図の矢印方向に反射点を圧していきます。左手も同様に繰り返します。

目

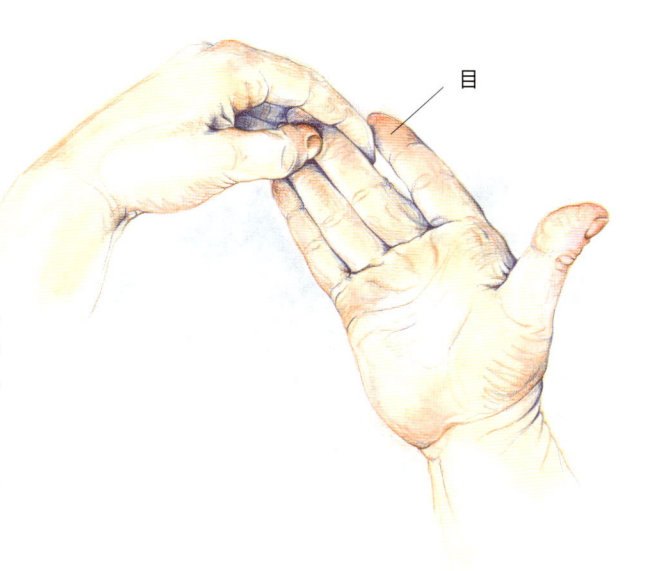

▶ 目と耳に働きかける
左親指を使い、右手の人差し指の第一関節を圧し、回転させます（参照→P.39）。中指の第一関節にある反射点に対しても同じテクニックを使います。左手も同様に繰り返します。

▶ **首と甲状腺に働きかける**
左親指を使い、右手の親指、人差し指、中指のつけ根部分にある反射点(ポイント)を圧します。甲状腺の反射点は親指のつけ根にありますが、残りの2本の指のつけ根も同様に圧すことで、肩のこりを癒すことができるでしょう。左手も同様に繰り返します。

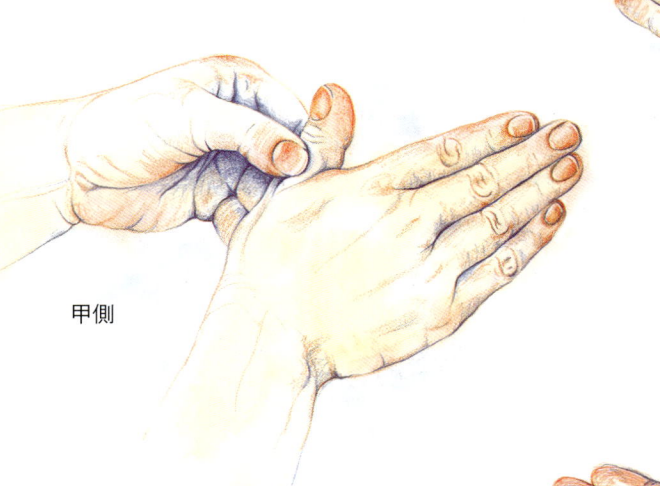

手のひら側

甲側

▶ **尾てい骨に働きかける**
この反射点(ポイント)をあつかうために、左手の4本の指から、右手の中央にある親指のちょうど前のあたりまで圧力を加えます。左手も同様に繰り返します。

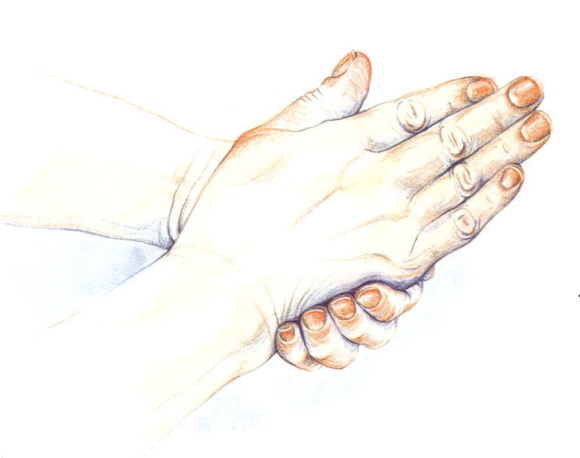

◀ **臀部(でんぶ)と骨盤に働きかける**
左手の4本の指から、右手の外側のあたりまで圧力を加えます。左手も同様に繰り返します。

THE BASIC HAND SESSION

▶ **脊椎に働きかける**
右手にある背骨の反射点を探すために、左親指で右図の線に沿って圧していきます。左手に対しては、右親指を使い、右手の関連するあたりを圧していきます。

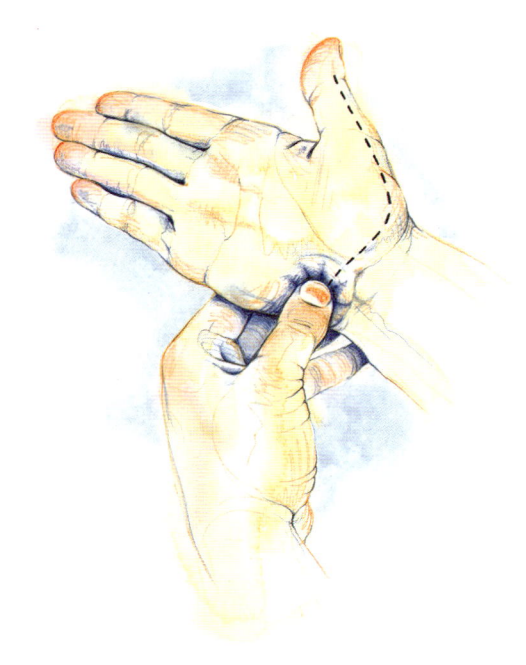

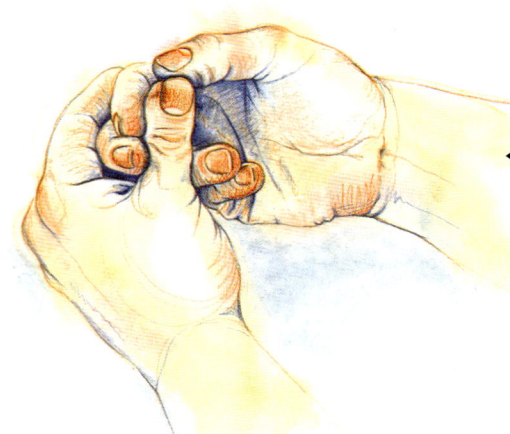

◀ **脳に働きかける**
右脳に対しては、左親指で右親指の先端に直接、圧力を加えます。左手も同様に繰り返します。

▶ **肩に働きかける**
右肩に対しては、左親指で右図に示されている右手の部分に圧力を加えます。左肩の反射点を探すためには、左手で同様に繰り返します。

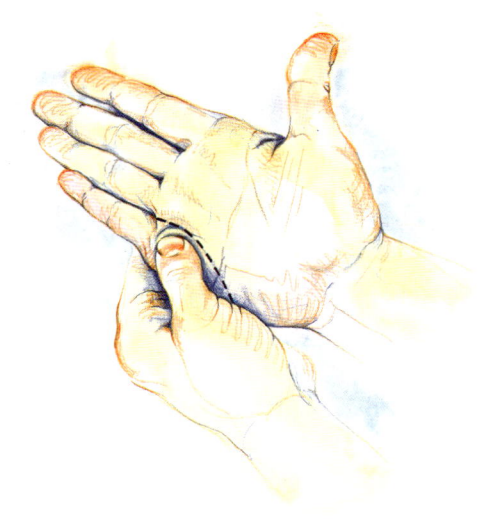

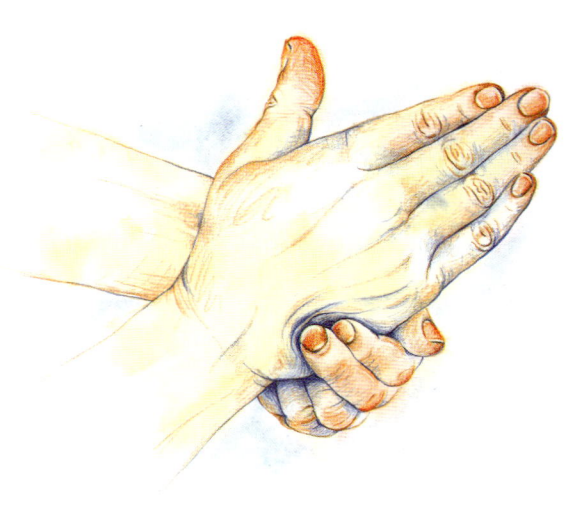

◀ **ひざとひじに働きかける**
右手の小さな三角形の部分を、左手の指を使って圧していきます。左手も同様に繰り返します。

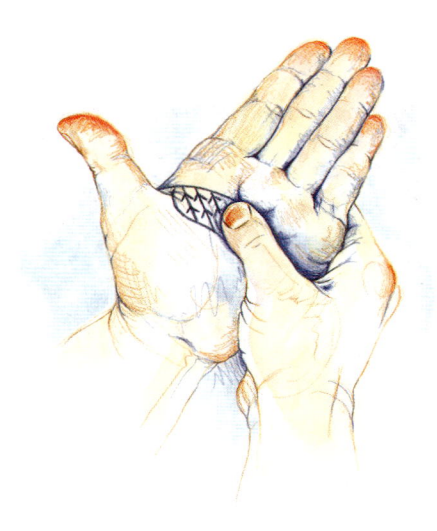

▶ **胃、膵臓および脾臓に働きかける**
これらの器官の反射点(ポイント)は左手にしかありません。右親指を使い、右図に示されている左手の手のひらの部分を圧します。右手の同じところにある反射点(ポイント)は、肝臓につながります。

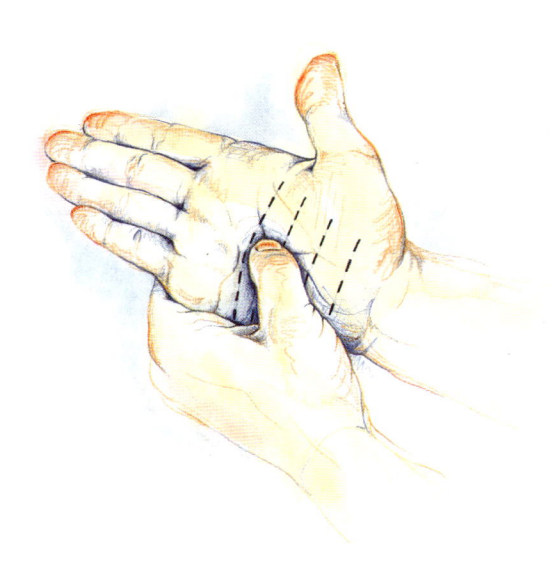

◀ **上行結腸、横行結腸および下行結腸に働きかける**
左親指を使い、右図に示されている右手の手のひらの部分に沿って圧していきます。左手も同様に繰り返します。

THE BASIC HAND SESSION

95

▶ 膀胱に働きかける
左親指を使い、右親指のつけ根の柔らかい部分に圧力を加えます。左手も同様に繰り返します。

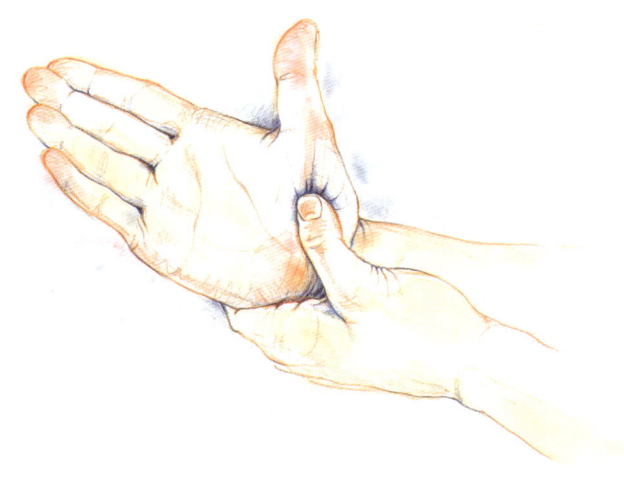

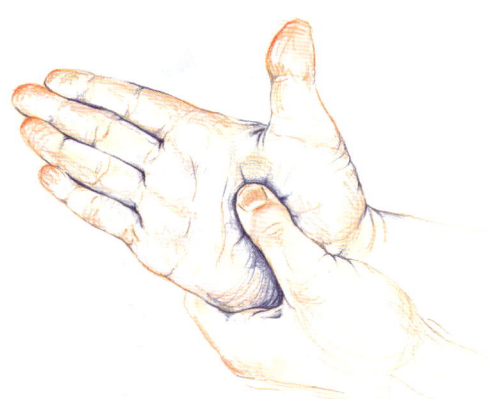

◀ 尿管に働きかける
左手で右手を圧しながら、膀胱の部分から、人差し指のつけ根に向かって圧し続けます。左手も同様に繰り返します。

▶ 腎臓に働きかける
尿管の反射点の延長線上に、腎臓の反射点（ポイント）があります。親指のつけ根部分の関節のところです。左親指でその点を圧します。左手も同様に繰り返します。

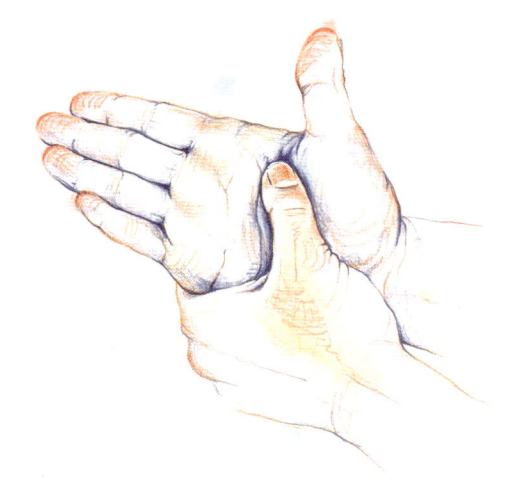

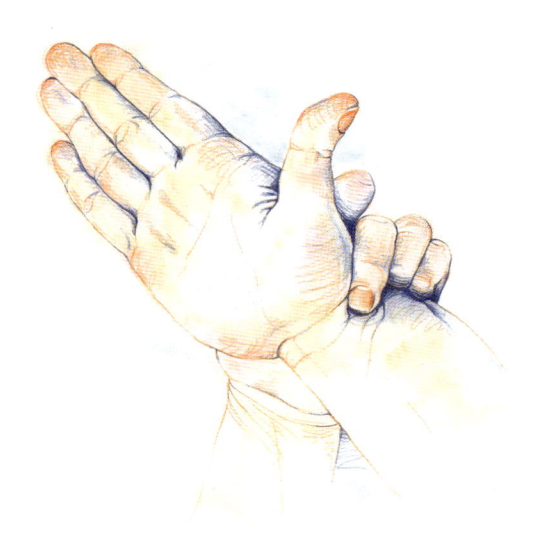

◀ **子宮および前立腺に働きかける**
左手の中指を使い、右手首の親指のつけ根の下の部分にある反射点(ポイント)を触り、圧します。左手も同様に繰り返します。

▶ **卵巣および精巣に働きかける**
左手の中指を使い、右手首の骨のちょうど前にある反射点(ポイント)を触り、圧します。左手も同様に繰り返します。

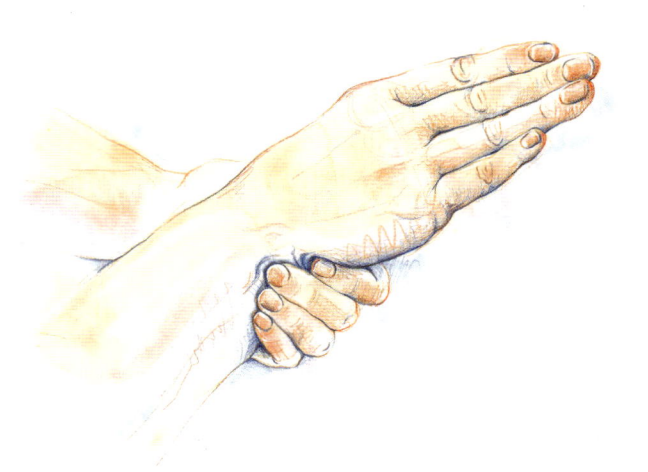

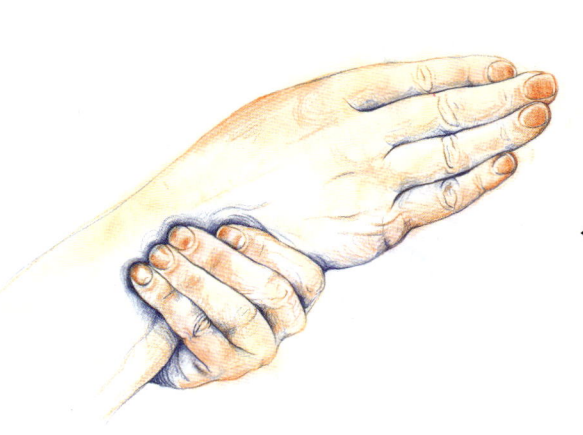

◀ **輸卵管および輸精管に働きかける**
左手の4本の指を使い、右手の外側の部分を圧します。左手も同様に繰り返します。

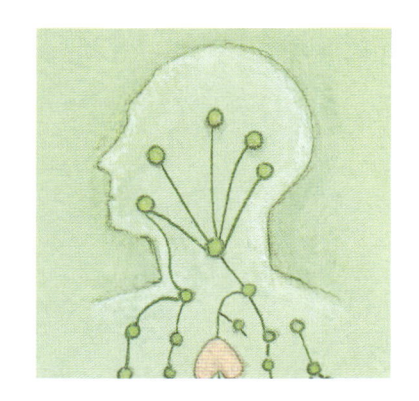

Chapter Seven
特定の症状に対するトリートメント
Treating Specific Ailments

　リフレクソロジーのような補足的ともいえる医療分野に関わりはじめ、理解——肉体はどのように働くのか、各機能はどのようにつながっているのか、一つひとつがどのようにからだ全体をつくり上げているのか——を深めたなら、あなたの努力はより一層報われることでしょう（参照→P.40〜75）。

　リフレクソロジーは、からだのバランスを整え、調和をもたらすことが目的です。しかし、これによって病気が根絶できるというような考えにおちいってはいけません。病気は、人の生命と切っても切れないものであり、人類のはじまりから私たちと共に存在しているものです。記録に残る歴史の上で、比較的近年では、14世紀に腺ペストである黒死病がヨーロッパで猛威を奮いました。11年間の流行中に、英国の人口の過半数が死亡したと推定されています。他にも、ジフテリア、結核、ポリオなどが流行しました。ここ最近では、心臓病や癌がこれにかわっています。

　不幸にして、私たちは皆、遺伝子の中にある種の病気に対する弱点や素因を受け継いでいます。たとえば、関節炎、アレルギー、あるいは偏頭痛といった病気になりやすい人もいれば、ひどい肩こりの家系をもっている人もいるでしょう。遺伝子構造を組み替えることは不可能ですが、からだの扱い方を変えたり、からだをいたわることはできます。

問題の部分に焦点をあてる

　リフレクソロジーの目的は、障害や症状の原因になっているからだの弱点を改善し、強めることにあります。そのために、手足やその周辺にある反射点(ポイント)を通して、問題の部分を突き止めようというのです。反射点(ポイント)は、からだの組織のあらゆる部分とつながっているのです（参照→P.40～75）。

内面を見る

　しかし、頭痛あるいは偏頭痛(へんずつう)がするからといって、頭の反射点(ポイント)だけを治療すれば良いとはかぎりません。あなたが感じている痛みは、根底に潜んでいる状態のあらわれにすぎないかもしれないのです。つまり、頭痛を起こす原因の根は、首の周辺のこりだったり、ある種の食物アレルギーとも考えられます。もしそうであるのなら、首や消化器系に関連した反射点(ポイント)にリフレクソロジーの治療を施せば、より良い効果があらわれるでしょう。もちろん痛む部分を無視することはできませんから、頭の反射点(ポイント)を治療し、不快感をとり除くことは大切です。

　仕事でくたくたになって家に帰り、職場の愚痴や文句を、あなたの配偶者に言ったことはありませんか。何度ぐらいありましたか。また、夜遅く、頭が割れるような激しい頭痛で苦しんだことはありませんか。これらの症状には、さまざまな要因が隠されています。それに気づき、あなたを次から次に悩ます因果関係を突き止めてみてください。そしてもし、心配なあるいは続いている症状があるのなら、躊躇(ちゅうちょ)せずにかかりつけの医師の診断を受けてください。リフレクソロジーは、従来の医療体制に次ぐ療法ですが、それにとってかわるものではありません。

健康の維持

　身体を定期的に検査し、ケアを怠らないことは、車のメンテナンスをするように理想なことですが、それを実行している人はあまりいません。普通、痛みやちょっといつもと違うような、「気分がすぐれない」ぐらいの初期の警告サインは無視してしまいます。そして、数週間から数カ月もかかるリフレクソロジー治療が必要になるまで、その不快な症状を放っておきます。地滑りがおこるのは、たった1つの小石があれば十分だということを考えてみてください。

　リフレクソロジーの治療のセッションが終わった後、症状が少し悪化したように感じるのは当然です。このような反応は、1日以上は続

きません。24時間を超えてこれが続くことは、きわめてまれなことです。とくに偏頭痛、ぜんそく、腸の不調などの問題を治療する時は、このような反応はつまり、リフレクソロジーが肝臓、肺、腎臓、リンパ管系および腸などの排泄機能を刺激するために作用していることを示しています。この刺激により、毒素が体外に排出される前に、血流に入ってきます。その結果として、一時的に頭痛、利尿作用、便通、時として発疹などがおこります。しかし、しばらく様子を見て、続くものでないかぎり、心配いりません。矛盾しているように聞こえますが、これらの症状は、からだが老廃物や毒素を排出し、機能を回復しはじめたサインなのです。自然はきれいなスレートが必要です。その上で、再生の過程をはじめます。リフレクソロジーは、その一過程となる道具の一部なのです。

　リフレクソロジーの治療のセッションの後は、ミネラルウォーターをたくさん飲むと良いでしょう。水分が体内組織を洗い流し、今まで経験した反応を軽くしてくれるからです。副作用はプラスに働くサインであり、何の心配もいらないということをよく覚えておきましょう。それは、リフレクソロジーの治療が作用して体内組織を刺激したことの明白なあらわれであり、からだの当然の反応を示しているのです。

適切なアプローチを選ぶ

　以上はもっとも顕著な反応で、一般的に、はじめてリフレクソロジーの治療を受けた時におこります。2回目以降のセッションでは、滅多におこりません。だからといってリフレクソロジーは、最初の段階で一瞬のうちに不調を解き放ってくれるわけではありません。しっかり現実を見てください。ほとんどの場合、回復はとてもゆっくりであることを忘れないでください。週ごとに、だんだん良くなっていくのです。ちょうど6週めから7週めのセッションあたりから、からだ全体の健康状態が良くなり、びっくりするはずです。

　この章は、特定の病気のトリートメントに焦点をあてたものですが、まずは足（または何らかの理由で足にできない場合は手）のリラクセーションのためのエクササイズからはじめます。関連のあるトリートメントのページのはじめに、リラクセーション・エクササイズがとり上げられています（参照→P.76〜87およびP.88〜97）。このエクササイズのアイディアは、手足の緊張をすべてとり除くために考え出されました。つまり、反射点への働きかけがより効果的となります。

　リラクセーションのためのエクササイズの後、基本的なリフレクソ

ロジーのセッションに移ります。セッションのなかのエクササイズは、からだの主要な部分や組織に反応するよう考案されたもので、その機能を調整し、健康維持、さらに幸福なライフスタイルを獲得するのに大切な役割を果たすものです。そこで、基本的なセッションでは、敏感な反射点(ポイント)に注意してください。敏感ということは、何か特定の問題があるという兆候を示しているからです。セッションは、約40分から50分で終わります（あなたの経験の度合いによります）。その後、この章で説明してあるとおり、気がついた敏感な反射点(ポイント)をもう1度繰り返し治療します。これは5分とかかりません。

　この章では、特定の病気、たとえば腸過敏症、狭心症、月経痛、背中の痛みなどの症状を、治療する際に必要なテクニックについて解説します。要点をおさえた形式になっていますので、正確な手、親指、他の指の位置その他については、説明を省いています。したがってもし、もっと詳しい説明が必要な時は、関連する手と足のトリートメントの各章を参考にしてください。

　足のリフレクソロジーは、受け手と施療者が必要な療法で、自助のための治療には向いていません。また、説明は、施療者に対して書かれています。自助のためのテクニックは、手のリフレクソロジーを応用してください。足のセッションの合間に使えるよう、併せて説明してあります。

消化器系
The Digestive System

　消化器系は、私たちが摂取するあらゆる飲食物を処理するため、故障しやすく、またバランスをくずしやすいものです。ストレスもまた、消化器系に関連する故障の原因になります（参照→P.42〜45）。

消化不良

　消化不良の原因は、胃の筋肉の痙攣で、このために、消化酵素の分泌のバランスがこわれます。その結果、鼓腸や不快感をもたらし、胃酸過多をともなうこともあります。

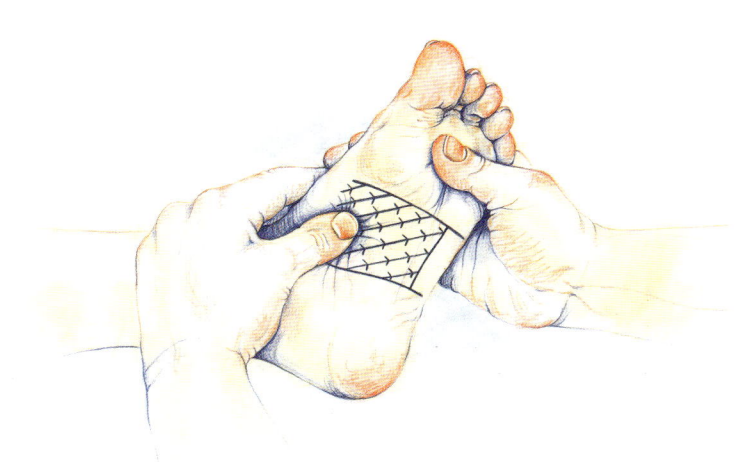

足を圧す
消化不良をやわらげるためには、胃および膵臓の反射点を治療します。これらの反射点は、左足にしかありません。右手で左足を支え、左親指で左図の部分を圧していきます。

手を圧す
胃、膵臓および脾臓の反射点は、左手にしかありません。右親指で、左の手のひらの図の部分を圧します。上向きに、はわせる要領で行います（参照→P.36）。

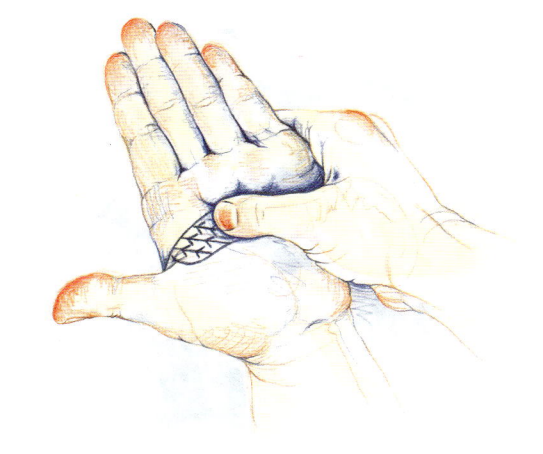

胆石

　胆石は、胆囊の中にできた小さい粒状のかたまりで、治療もせず放置しておくと胆汁管がつまります。胆汁は、脂肪分の分解のため消化組織に分泌され、腸から老廃物が排泄するのを助ける潤滑油としての役割も果たします。胆石をとった人で、便秘に悩まされる人は多いようです。リフレクソロジーは、胆石をとり除く助けとなるでしょう。手術を待っている間に、症状をいくらかやわらげようと、リフレクソロジストを訪れる人もたくさんいます。手術の前にレントゲンをとったら、胆石がなくなっていたということもあります。

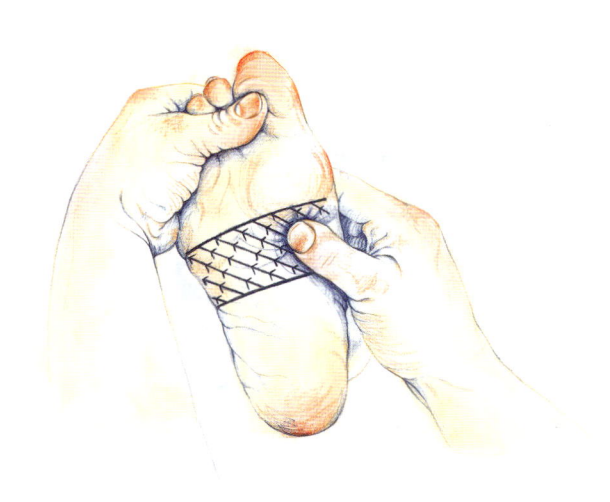

足を圧す
胆石による痛みをやわらげ、石の排出を助けるためには、右足だけにしかない肝臓と胆囊の反射点を治療します。左手で右足のつま先部分を支えながら、右親指を使い、図の部分を圧していきます。

手を圧す
肝臓と胆囊の反射点は足と同様、右手にしかありません。心地よいクッションの上などに右手を休め、左親指を使って、図の部分を外側から中央に向かって圧します。

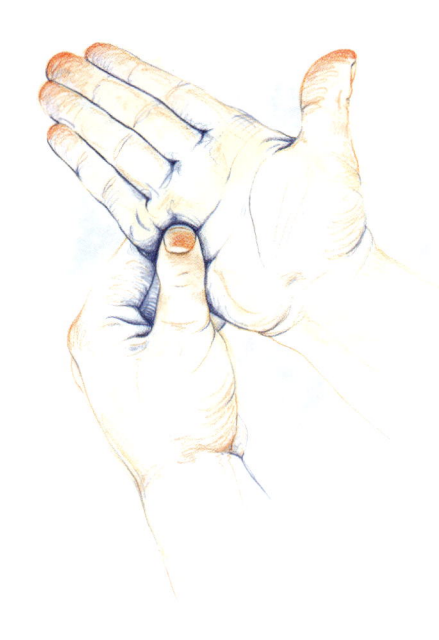

腸過敏症

　腸過敏症は、痛みをともなうことがよくあり、鼠径部や下腹部にとくに激痛が走ることもあります。この悲惨な病気は、人によっては便秘または下痢という症状であらわれます。緊張のためにおこることが多く、大事なテストや就職の面接の前にこの兆候を訴える人がいます。生活環境の変化もまた原因のひとつです。たとえば、昼の勤務から夜勤に変わったり、その逆もまた同じです。

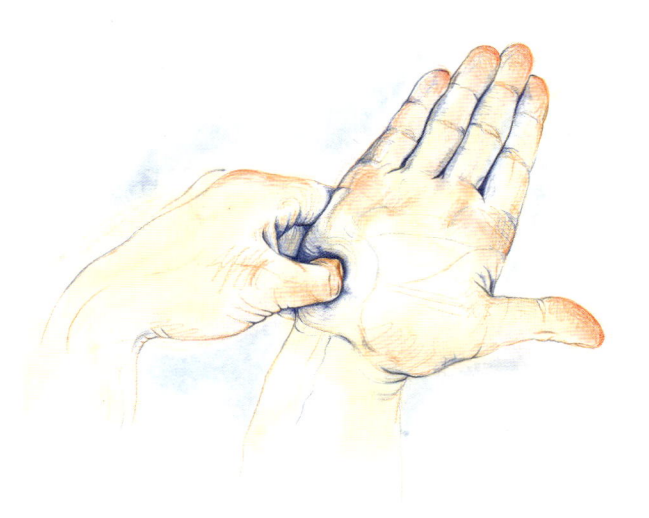

手を圧す

まずはじめに、回盲弁の部分（上図）にフッキングのテクニック（参照→P.39）を行います。次に、右手のウエストラインの外側（右図）からはじめます。親指のテクニックを使い、手のひらをまっすぐの線を描くように圧します。ちょうど手の腹の右側です。手のリラクセーションのためのエクササイズは、トリートメントの効果を一層強めます。

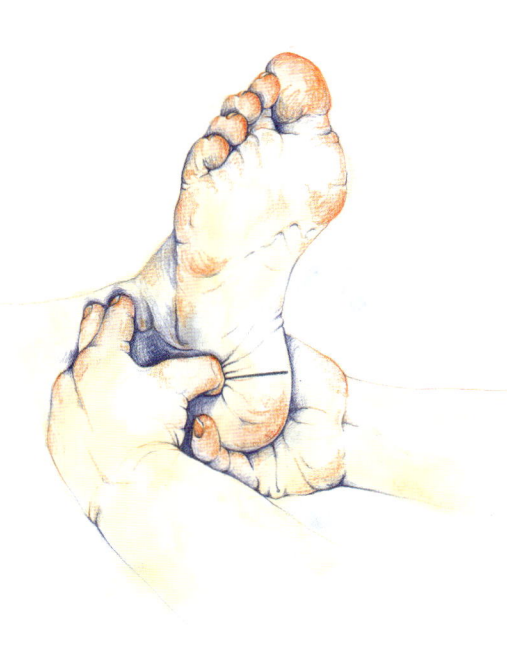

足を圧す

まず、回盲弁の部分（左図）にフッキングのテクニック（参照→P.39）を行います。

次に、右足のウエストラインの中央の端からはじめます。右親指で右図で示されている部分をまっすぐに線を描き、かかとに向けて下げていきます。それにより、上行結腸、横行結腸および小腸の反射点に触れるでしょう。

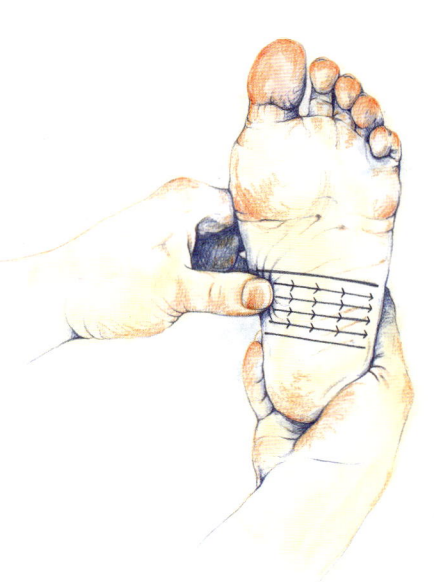

左足に変え（左図）、左親指でまっすぐの線を描きます。ウエストラインの中央から、かかとに向けて下げていきます。それにより、横行結腸、下行結腸、S状結腸、小腸および直腸の反射点に触れるでしょう。

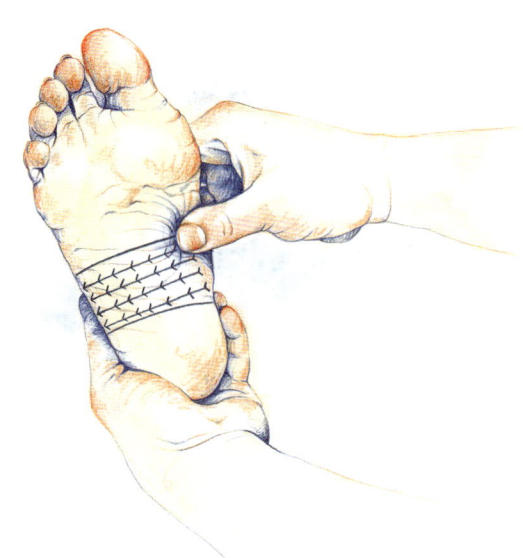

呼吸器系
The Respiratory System

呼吸器系の主要な器官は、2つの肺および鼻や口からの気道です（参照→P.50〜53）。

気腫

この苦しい症状は、慢性の気管支炎、喘息その他肺炎などで長年苦しんだ人々におこりやすくなっています。また、肺を保護するための専用マスクをせずに、アスベストや農業で使われる化学殺虫剤をあつかう仕事をした結果、気腫は発症します。

気腫とは、肺の中の気嚢を崩壊させ、肺の下部に液体がたまる症状を指します。このため、血流に送る酸素の量が制限されます。その結果、患者はほんの少しの動きでも呼吸困難をきたすことになります。心臓は大変なストレスを受け、繰り返す呼吸器系の伝染病を退治するための抗生物質を使うか、この炎症を負かすためのステロイド療法に頼る以外、なす術はなくなってしまいます。

リフレクソロジーが気腫に苦しむ患者に対してもたらすことのできる主な効果は、この症状に関連するストレスをやわらげ、そして肺の機能をできるかぎり回復させ、心臓の緊張を少しでもほぐすことにあります。

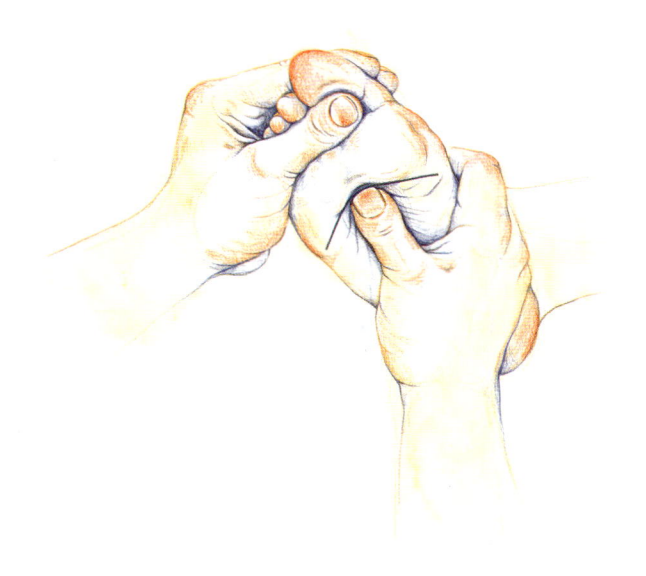

足を圧す

気腫の症状を緩和するためには、まず横隔膜のリラクセーションのためのエクササイズからはじめます。右足からはじめ、横隔膜ラインの始点に右親指をあてます。親指を足の外側に向けて動かし、同時に左親指を中心に足のつま先を折り曲げます。このエクササイズで、肺の下部にある横隔膜筋がリラックスし、呼吸が楽になります。

足の裏側

甲側

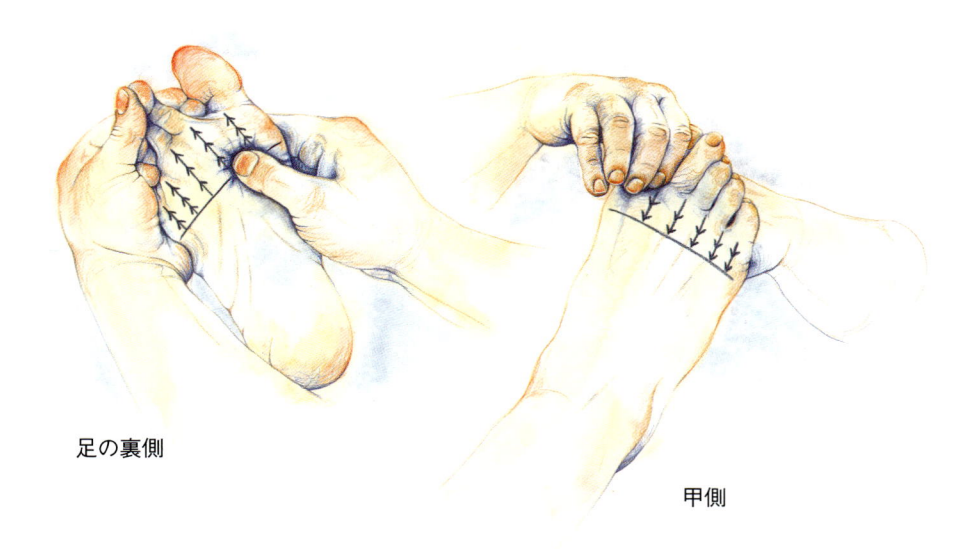

次に、肺と胸部の反射点(ポイント)を治療します。足の裏側（上図）で、右足を左手で支え、指と足の間の関節の部分、横隔膜ラインから指のつけ根までを圧していきます。甲側（上右図）では、左手でこぶしをつくり、右足の裏側に押し、右手の人差し指を使って、指の間を圧していきます。左足も同様に繰り返します。

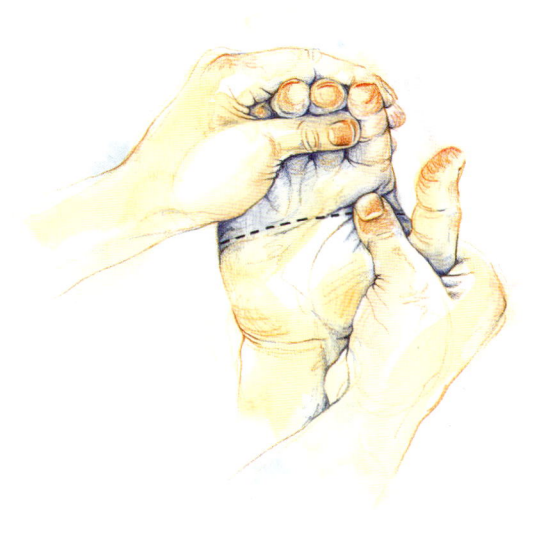

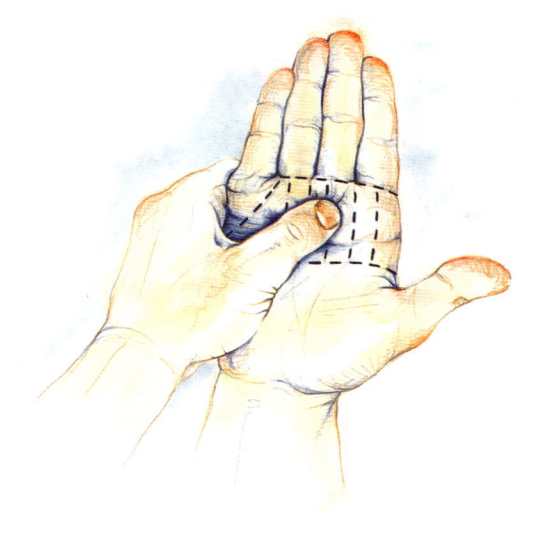

手を圧す

横隔膜ラインのリラクセーションのためのエクササイズ（上図）を行うためには、アシスタントが必要ですが、呼吸器系（参照→P.90）のリラックスにはすばらしい効果があります。肺の反射点(ポイント)（左図）には、右手の横隔膜ラインに左親指をおきます。指のつけ根までまっすぐに圧します。左手も同様に繰り返します。

心臓
The Heart

循環系の中心は心臓です。心臓は、体内のすべての細胞に、十分な酸素を含んだ血液で満たすために働く器官です（参照→P.54～55）。

狭心症

狭心症は、運動不足、脂肪分の多い食事およびストレスが原因と考えられています。しかし、遺伝的要素も含まれます。この病気は、動脈の壁を腐敗させ、血圧を上昇させ、狭くなった血管を血液が通ろうとする時に胸に激痛をもたらします。

手と足を圧す

心臓の反射点は、左足にしかありません（左図）。左足を右手で支えながら、左親指を使って水平に動かします。肋骨のリラクセーションのためのエクササイズ（下図および参照→P.79）も効果的です。自助のテクニックを使って狭心症を治療する時は、左手をクッションなどに休め、右親指で心臓の反射点のあたりを圧していきます（下左図）。

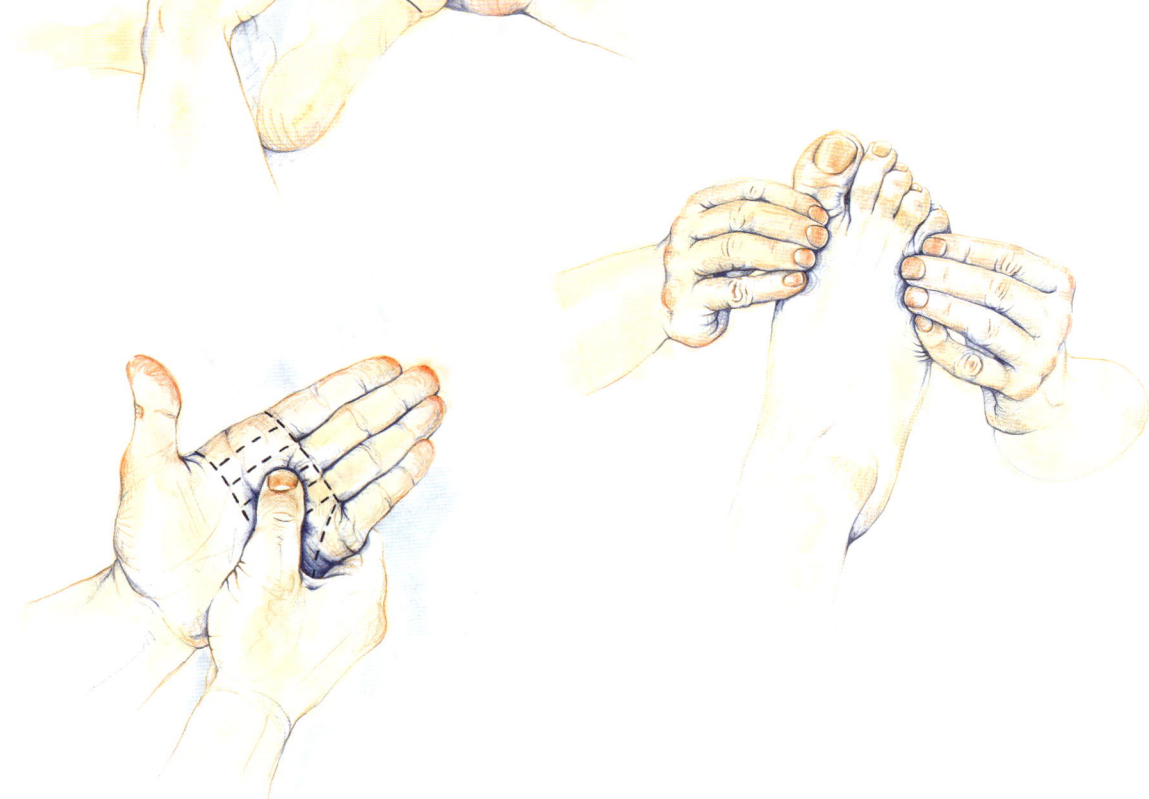

動悸

　動悸は、比較的よくある症状です。時に心臓の障害のあらわれということもありうるので、気になる場合は医師の診察が必要です。食物アレルギーやカフェイン、アルコールのとりすぎでもおこりますが、不安やストレスが原因の動悸がほとんどです。

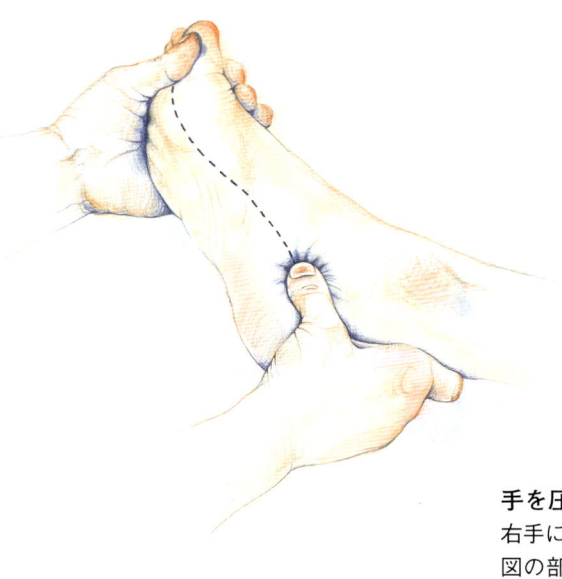

足を圧す

はじめに、受け手のストレスをとり除くために、リラクセーションのためのエクササイズを通して行います（参照→P.77〜79）。次に、中枢神経系につながる背骨の治療をします（左図）。右足を左手で支えながら、右手を使い、背骨から脳にかけての反射点(ポイント)を圧していきます。左足も同様に繰り返します。心臓の反射点(ポイント)については、前ページを参照してください。

手を圧す

右手にある背椎の反射点(ポイント)（左下図）に対しては、図の部分に沿って左親指で圧していきます。左手も同様に繰り返します。右脳に対しては（下図）、左親指で、右親指の先に圧力を加えます。左手も同様に繰り返します。

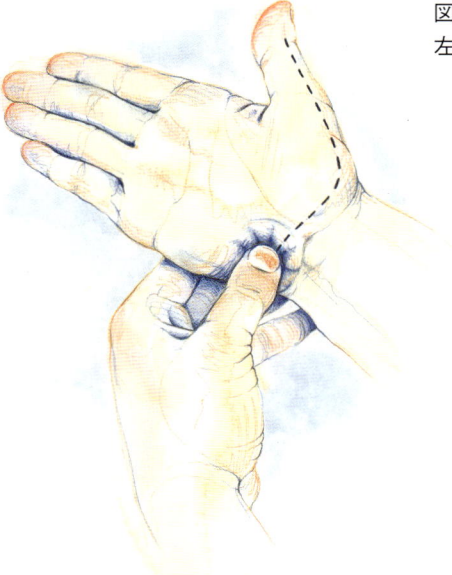

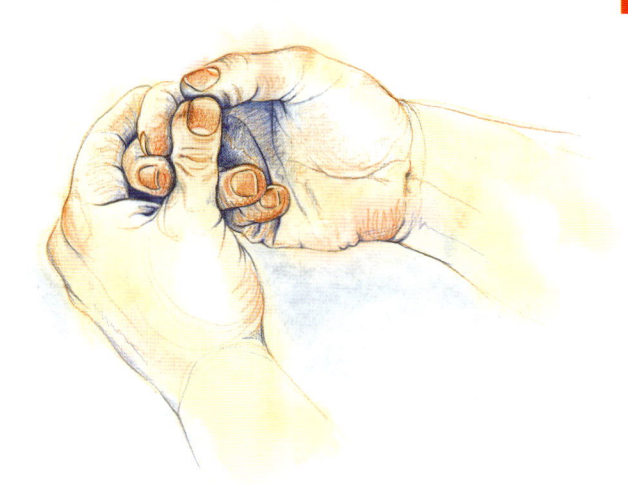

リンパ管系
The Lymphatic System

　リンパ管系の主な機能は、バクテリアその他の有害物質の濾過です。この過程で、リンパ節に炎症をおこすことがあります（参照→P.56〜57）。

むくみ

　毎月、月経時にむくみで悩む女性は多く、たとえば、指や足首などがむくみ、全体が「膨張した」感があります。

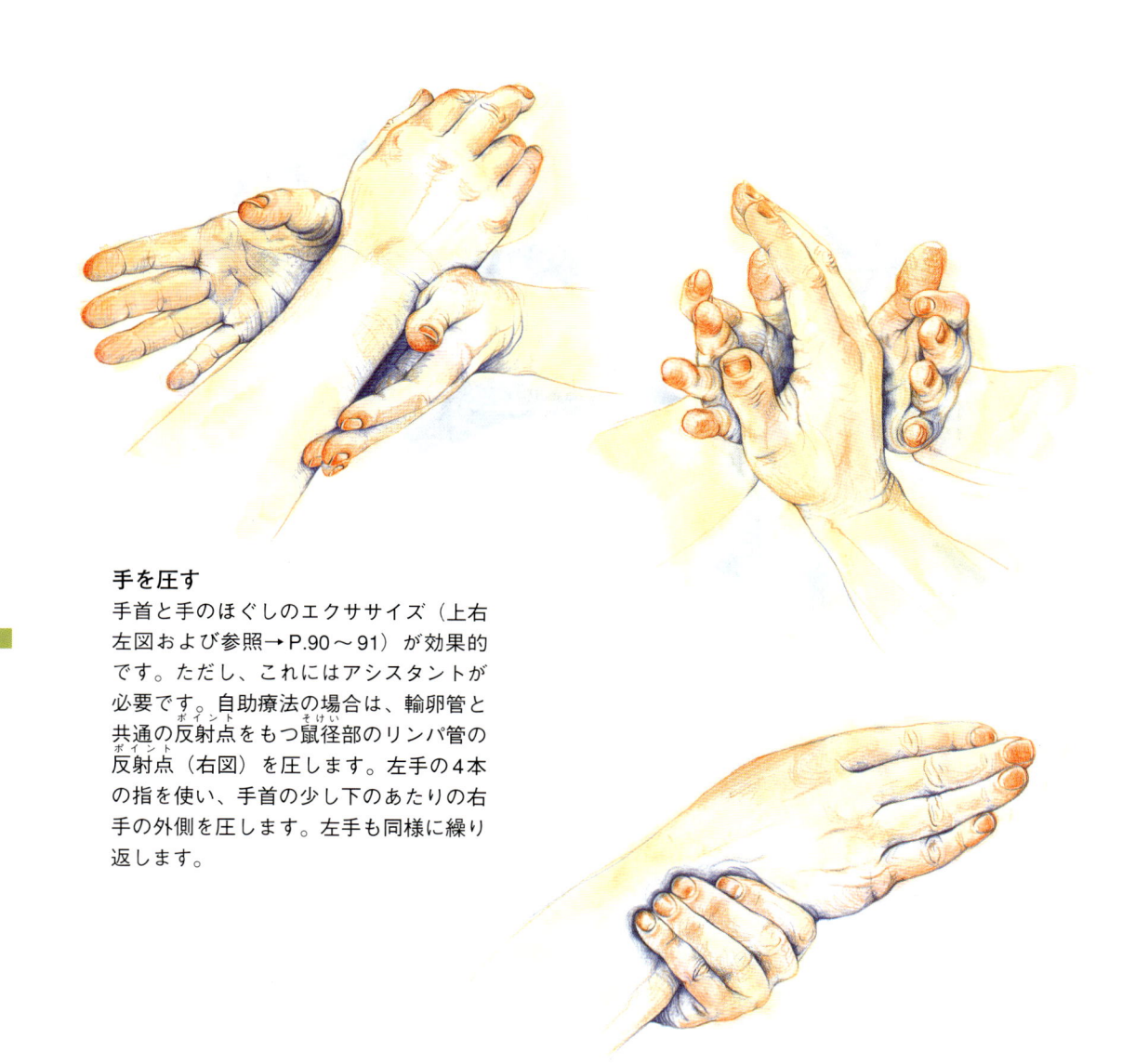

手を圧す
手首と手のほぐしのエクササイズ（上右左図および参照→P.90〜91）が効果的です。ただし、これにはアシスタントが必要です。自助療法の場合は、輸卵管と共通の反射点(ポイント)をもつ鼠径部のリンパ管の反射点(ポイント)（右図）を圧します。左手の4本の指を使い、手首の少し下のあたりの右手の外側を圧します。左手も同様に繰り返します。

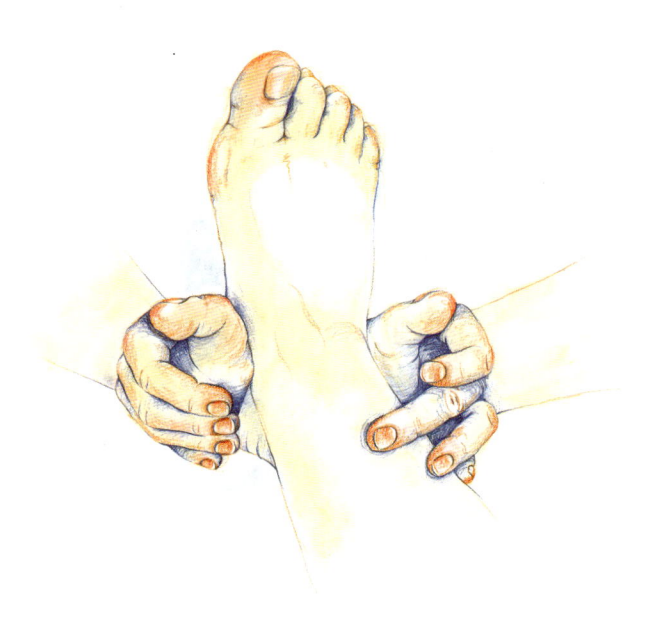

足を圧す
足の痛みや腫れには、足首のほぐし（上図）および足のほぐし（右図）を行い、軽い準備運動（参照→P.77およびP.79）が効果的です。

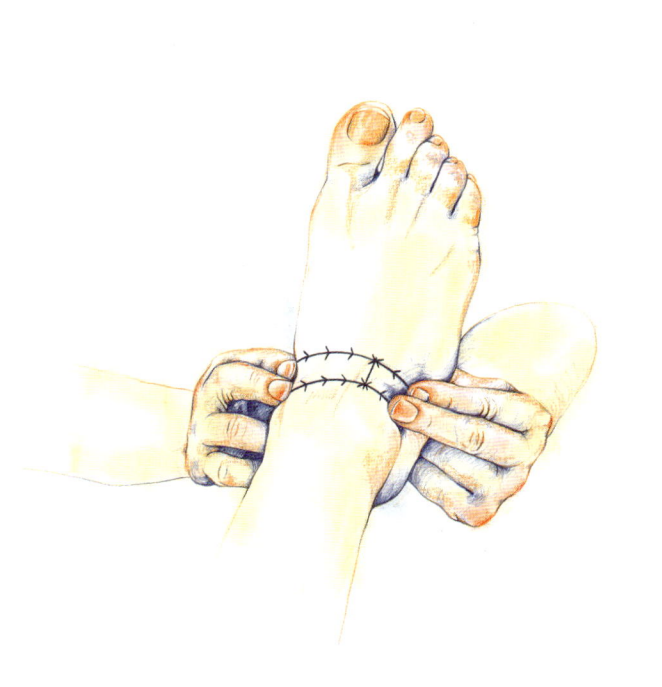

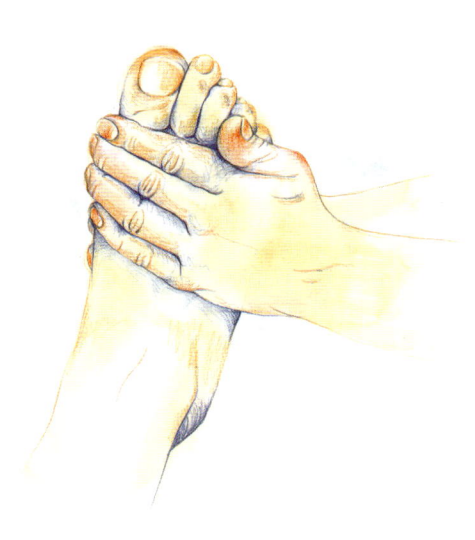

次に、輸卵管と共通の反射点（ポイント）をもつリンパ管（左図）の治療をします。足のこりをほぐすための治療箇所です。右足からはじめ、右足の裏を両手の親指で圧します。足の前面を両手の人差し指で圧します。左手も同様に繰り返します。

The Lymphatic System

内分泌系
The Endocrine System

　内分泌系を形成している多くの腺は、生理的、精神的ストレスによって、バランスが崩れることに対して大変敏感に反応します（参照→P.58〜61）。

月経痛と甲状腺異常

　月経痛は更年期障害のひとつの兆候ですが、10代の若い女性にもよく見られる症状です。甲状腺の働きと、チロキシンというホルモンの生成は、脳下垂体で生成されるある特定のホルモンによりコントロールされます。チロキシンの分泌量がアンバランスになると、新陳代謝や行動に大きな変化があらわれます。

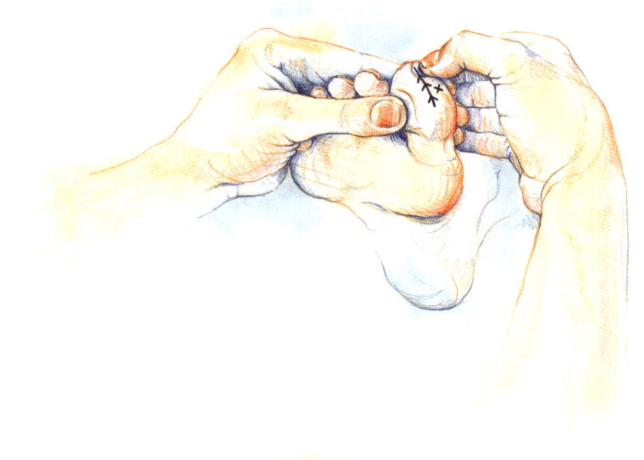

足を圧す―月経痛を癒す

月経痛をやわらげるためには、まず脳下垂体および脳の反射点（左図）を治療します。右足を左手で支え、親指の先を右親指で圧します。左足も同様に繰り返します。首および甲状腺の反射点を見つけるには、右足の親指から中指までのつけ根を足の裏（下左図）、甲側（下図）共に圧していきます。左足も同様に繰り返します（参照→P.81）。

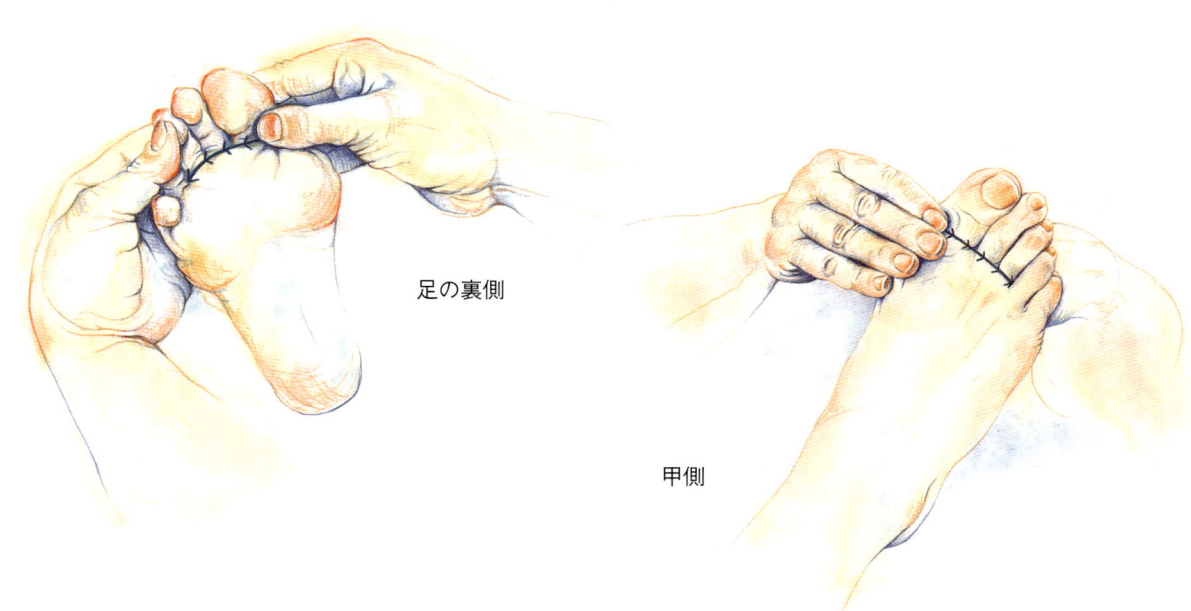

足の裏側

甲側

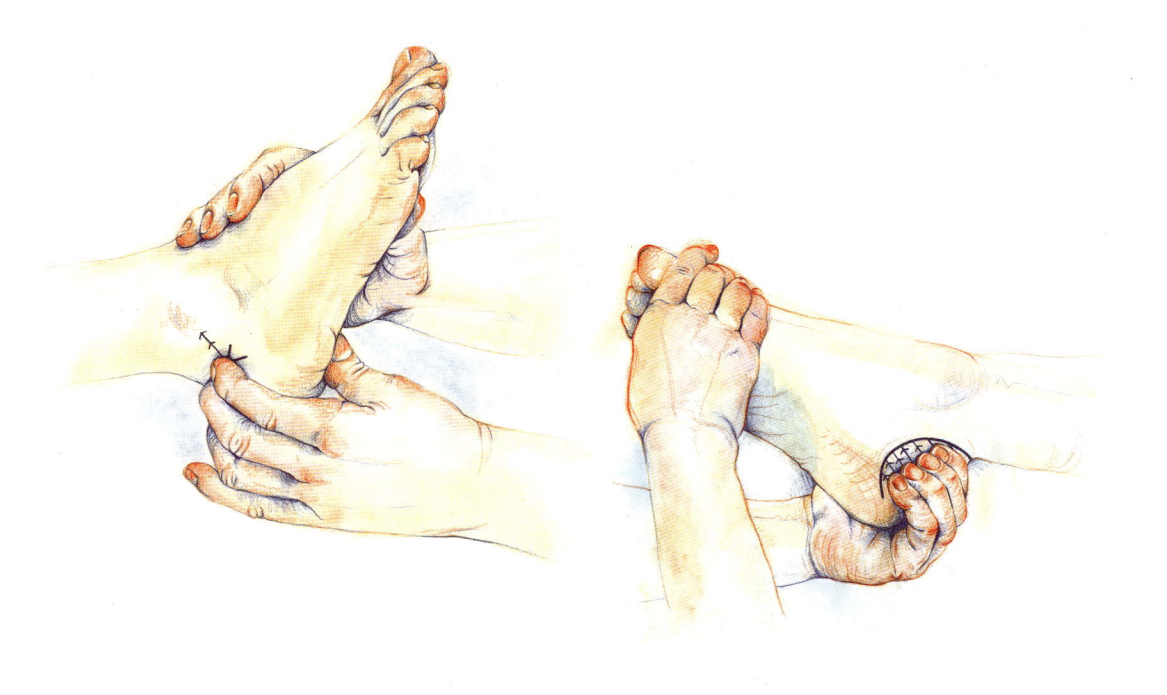

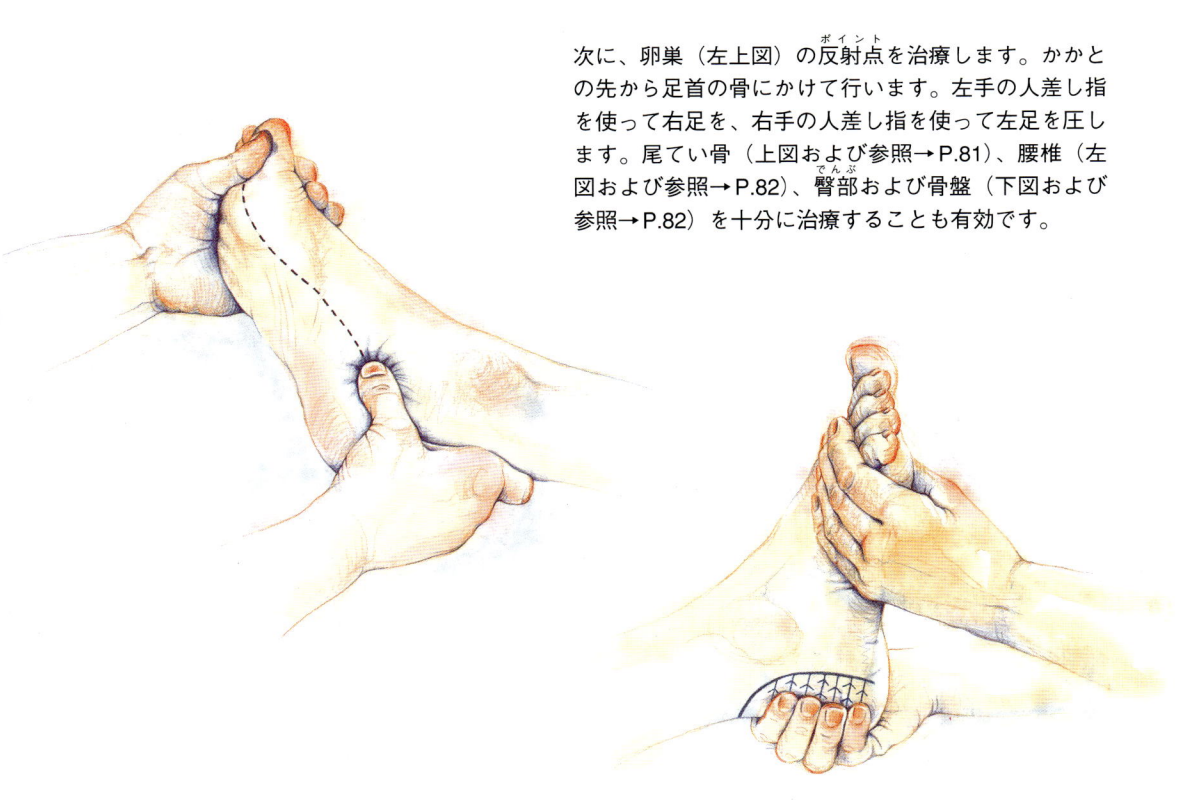

次に、卵巣（左上図）の反射点を治療します。かかとの先から足首の骨にかけて行います。左手の人差し指を使って右足を、右手の人差し指を使って左足を圧します。尾てい骨（上図および参照→P.81）、腰椎（左図および参照→P.82）、臀部および骨盤（下図および参照→P.82）を十分に治療することも有効です。

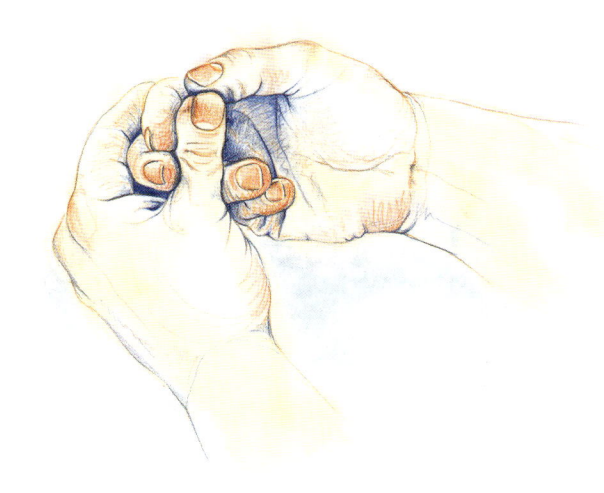

手を圧す──月経痛を癒す

月経痛のための自助のセラピーとして、まず脳と脳下垂体の反射点を圧します（左図）。右脳に対しては、右親指の先を左親指で直接、圧力を加えます。左手も同様に繰り返し、左脳に働きかけてください。

次に、卵巣の部分にある反射点を治療します（右図）。右手（手首の骨のちょうど前）の外側を、左手の人差し指で圧します。左手も同様に繰り返し、右手の人差し指で反射点を治療します。

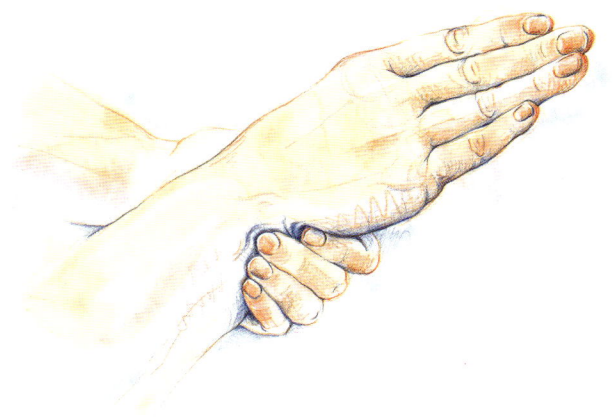

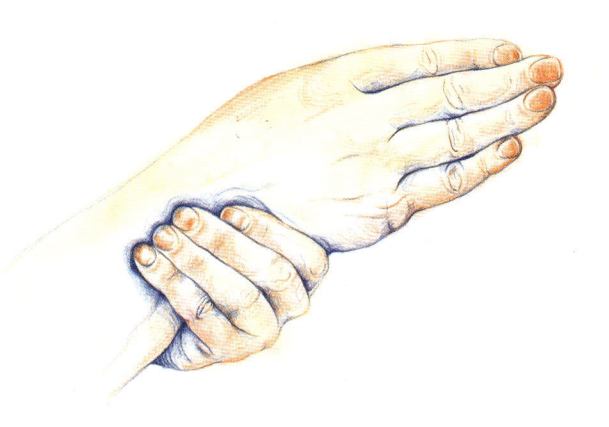

輸卵管の反射点を探すには、右手首の外側を左手の4本指で圧します（左図）。左手も同様に繰り返します。

足を圧す―甲状腺異常を癒す

甲状腺の機能回復には、両足それぞれ、親指から中指までのつけ根を圧します。まず、右足の裏側（左図）を右親指で行います。次に、左足を左親指で行います。甲側については（下図）、人差し指を使って、足指と足のつけ根のあたりを圧します。

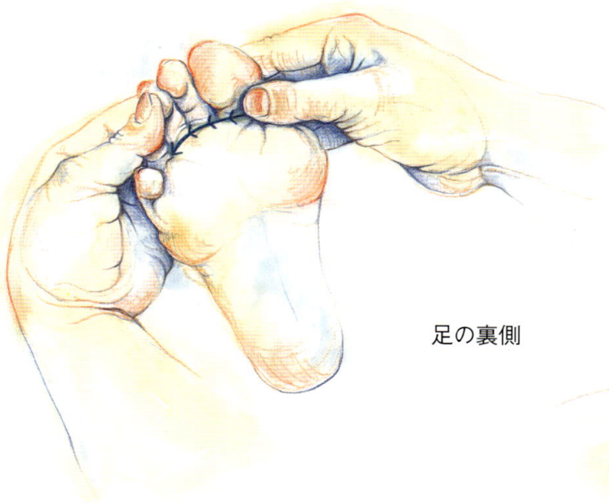

足の裏側

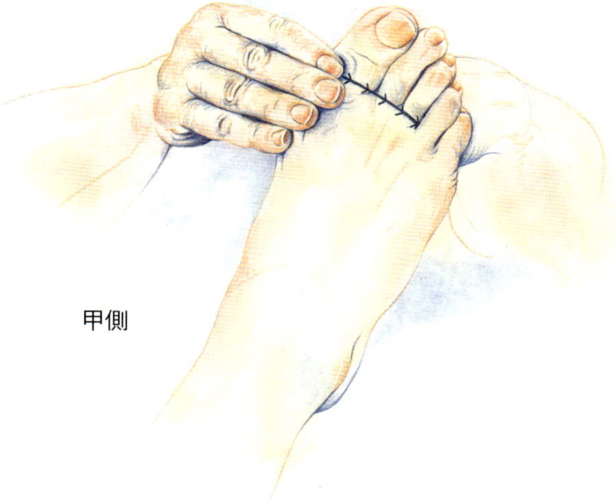

甲側

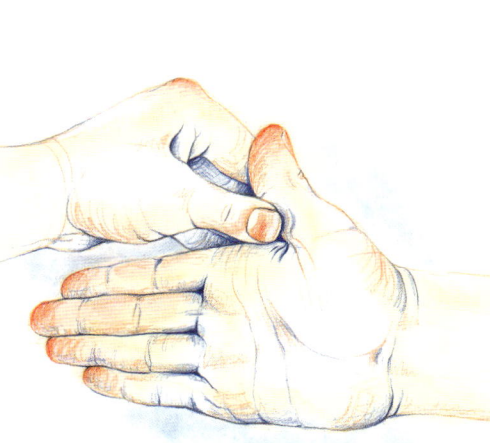

手のひら側

手を圧す―甲状腺異常を癒す

首と甲状腺の反射点に対しては、左親指で、右手の親指から中指までのつけ根を圧します（上図）。甲側（右図）は、同じ部分を親指で行います。

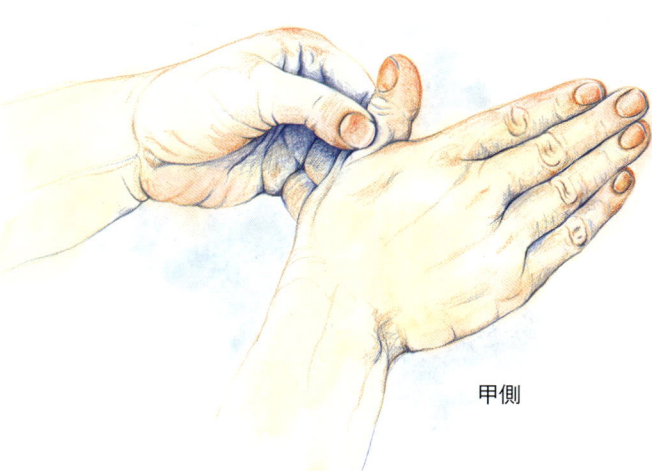

甲側

中枢神経系
The Central Nervous System

中枢神経系は電話網のようなもので、脳が交換台の役目を果たし、脊髄を通して各組織に情報を伝達します（参照→P.68～71）。

多重硬化症

現代の医学では、中枢神経の老化現象による症状は不治の病とされていますが、多重硬化症による障害は、リフレクソロジーによってやわらげることができます。たとえば、筋肉の収縮が緩和されることもありますし、からだ全体の衰弱が改善されることもあります。

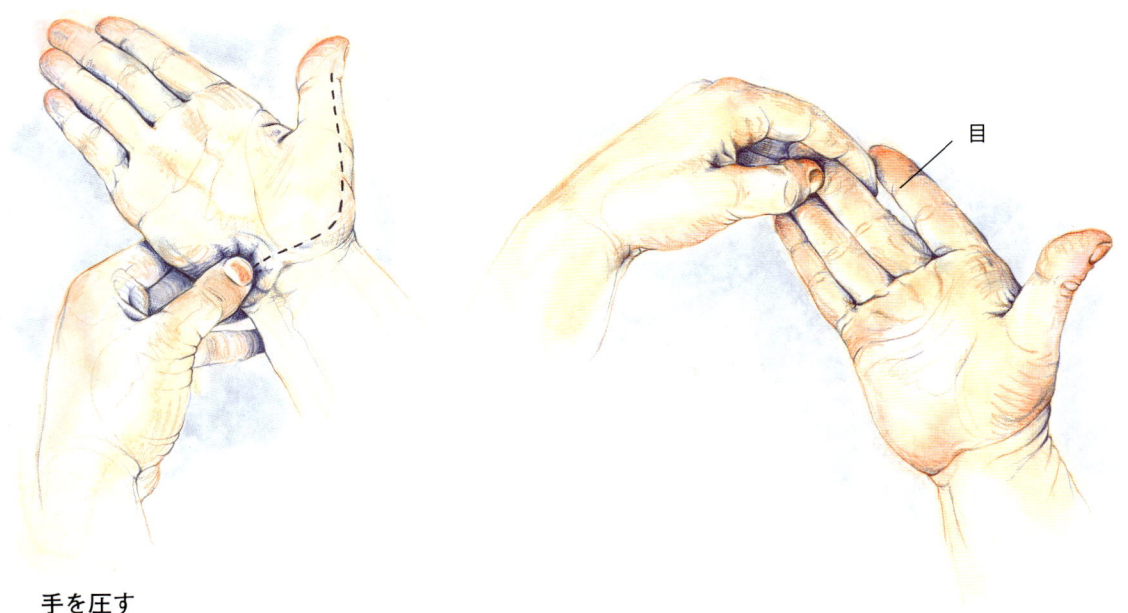

手を圧す

脊椎部分の反射点（ポイント）（上図）に対しては、右手からはじめます。手のひらの図の部分を左親指を使って、親指の先まで圧します。目と耳の反射点（ポイント）（右上図）に対しては、右手の人差し指と中指を回転のテクニック（参照→P.31）で圧します。顔面（右図）に対しては、右親指のつま先から第一関節にかけて、左親指で圧します。左手も同様に繰り返します。

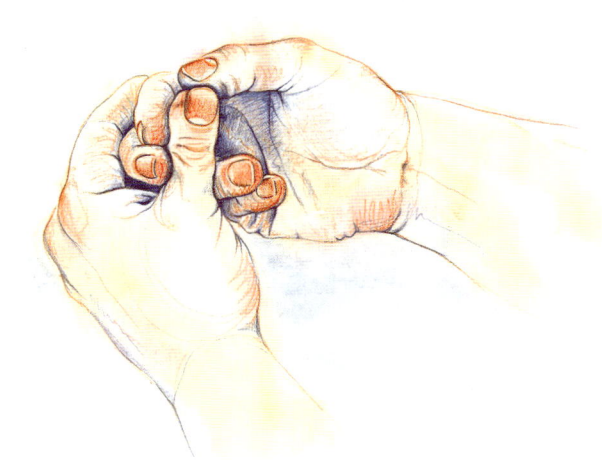

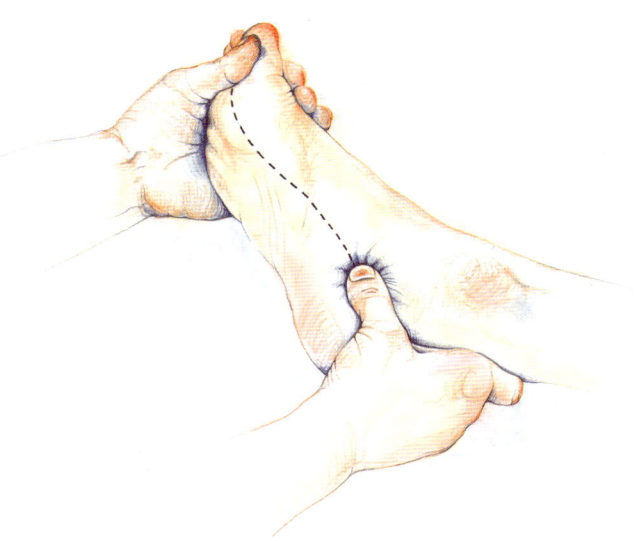

足を圧す

足の脊椎部分（左図）に対しては、右つま先を左手で支え、右親指で足の内側にある脊椎に関連する反射点(ポイント)を上に向かって圧していきます。左足も同様に繰り返します。

脳の部分（右図）に対しては、右足を左手で支え、右親指で親指の先を圧します。左足には左親指を使って反射点(ポイント)を圧し、同様に繰り返します。

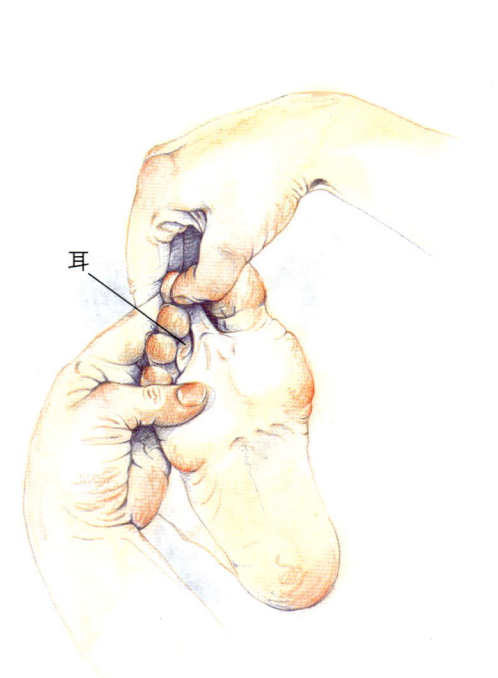

耳

目と耳の反射点(ポイント)（左図）に対しては、人差し指と中指にある反射点に、親指で回転の動きを使います（参照→P.39）。左足も同様に繰り返します。

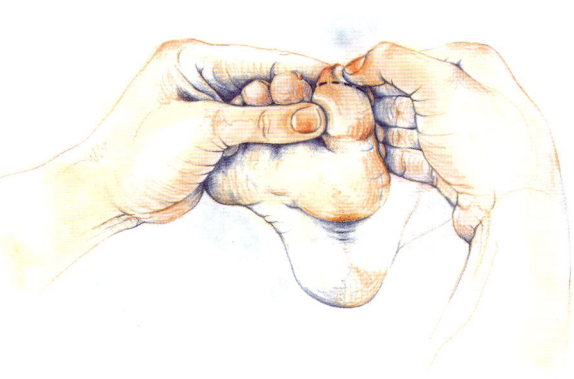

THE CENTRAL NERVOUS SYSTEM

117

骨格組織
The Skeletal System

リフレクソロジーは、骨格組織のアンバランスによって起こる神経の通り道の炎症や筋肉のリラックス、脊椎の正常化に効果を発揮します（参照→P.62〜67）。

背中の痛み

リフレクソロジー治療にやってくる人のほとんどは、背中の痛みがきっかけです。痛みが脊椎より右側なら、足あるいは手の反射点は右側にあると考えて良いでしょう。痛みが脊椎より左側なら、左側に手足の反射点があると考えられます。

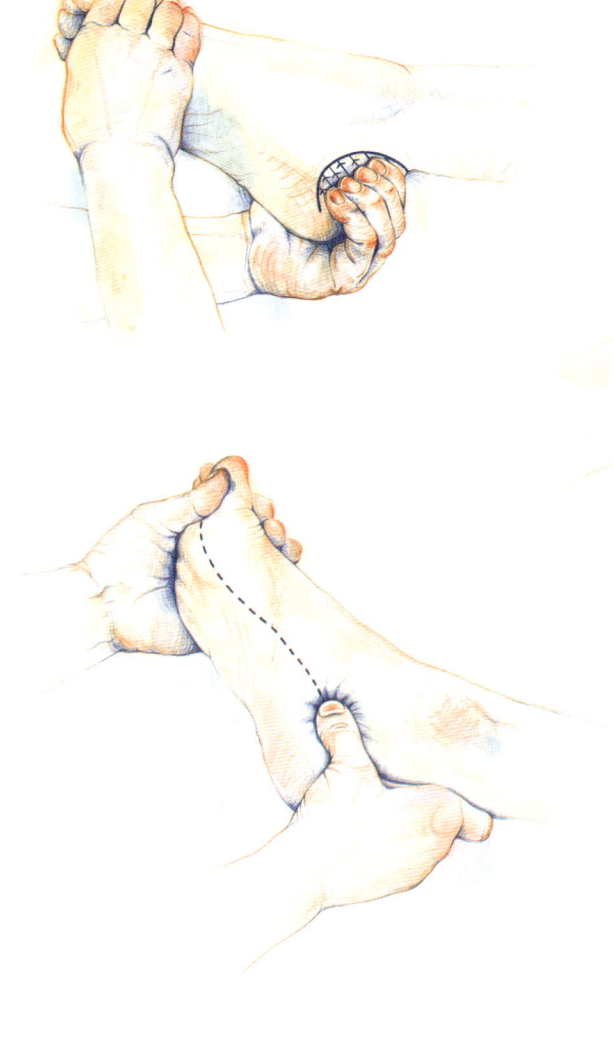

足を圧す
尾てい骨（左上図）に対しては、右足の中央の部分を左手の4本指で圧します。左足も同様に繰り返します。臀部と骨盤の周辺（上図）に対しては、右足の内側を右手の4本指で圧します。脊椎の周辺（左図）に対しては、右足のつま先を左手で支え、右親指を使い、足の中央にある脊椎に関連する反射点を圧します。

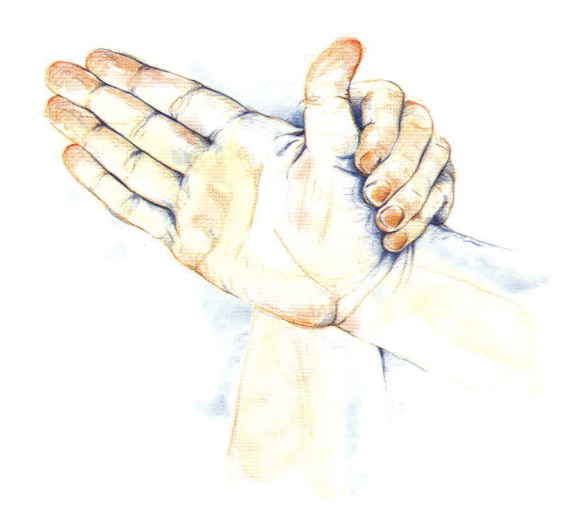

手を圧す
手のひら側の中央部分からはじめます。尾てい骨に関連する反射点(ポイント)(上図および参照→P.93)を圧します。その他、臀部(でんぶ)と骨盤の反射点(ポイント)へと続けます(右図および参照→P.93)。

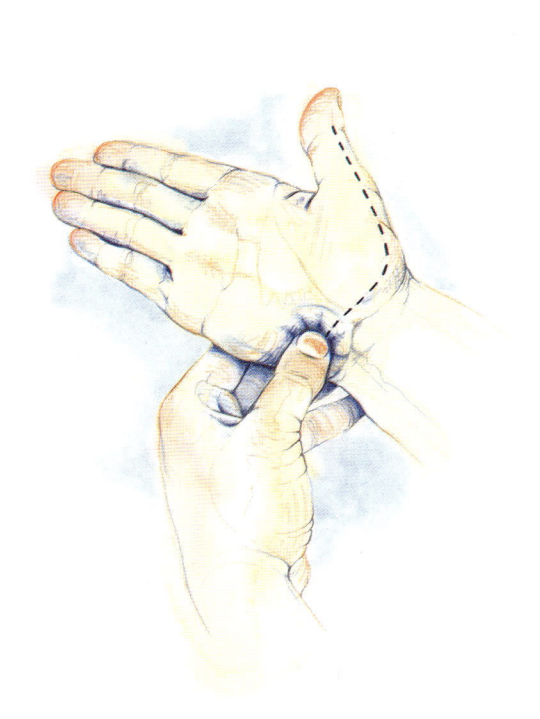

脊椎の反射点(ポイント)(左図および参照→P.94)に対しては、親指で図の部分を圧します。左手も同様に繰り返します。

THE SKELETAL SYSTEM

119

関節

　人体にはさまざまな多くの関節があります。たとえば、鞍部の関節は回転せずに2方向に動き、蝶つがい関節は伸縮し、球状の関節は全方向に自由に動きます。関節はつねに動き、場合によっては重量がかかるため、いろいろな痛みを感じやすい部分です。ひどく痛めやすい関節は、臀部と肩の関節です。

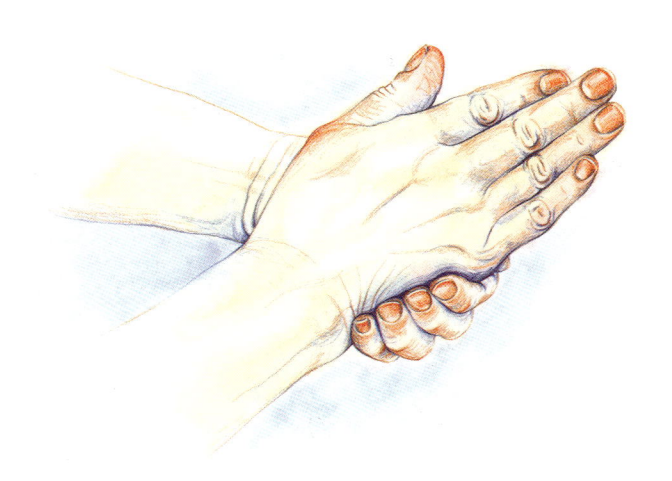

臀部の関節

臀部および骨盤の反射点は、手の甲の外側部分にあります（上図）。左右の手を同様に指4本を使って圧します。足を圧す場合（右図）は、右足からはじめ、図の部分を4本の指で圧します。左足も同様に繰り返します。

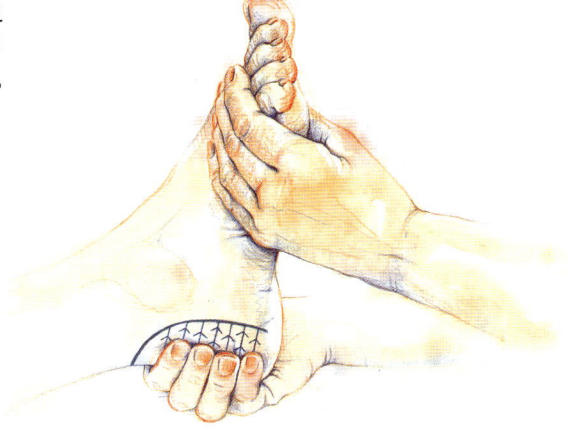

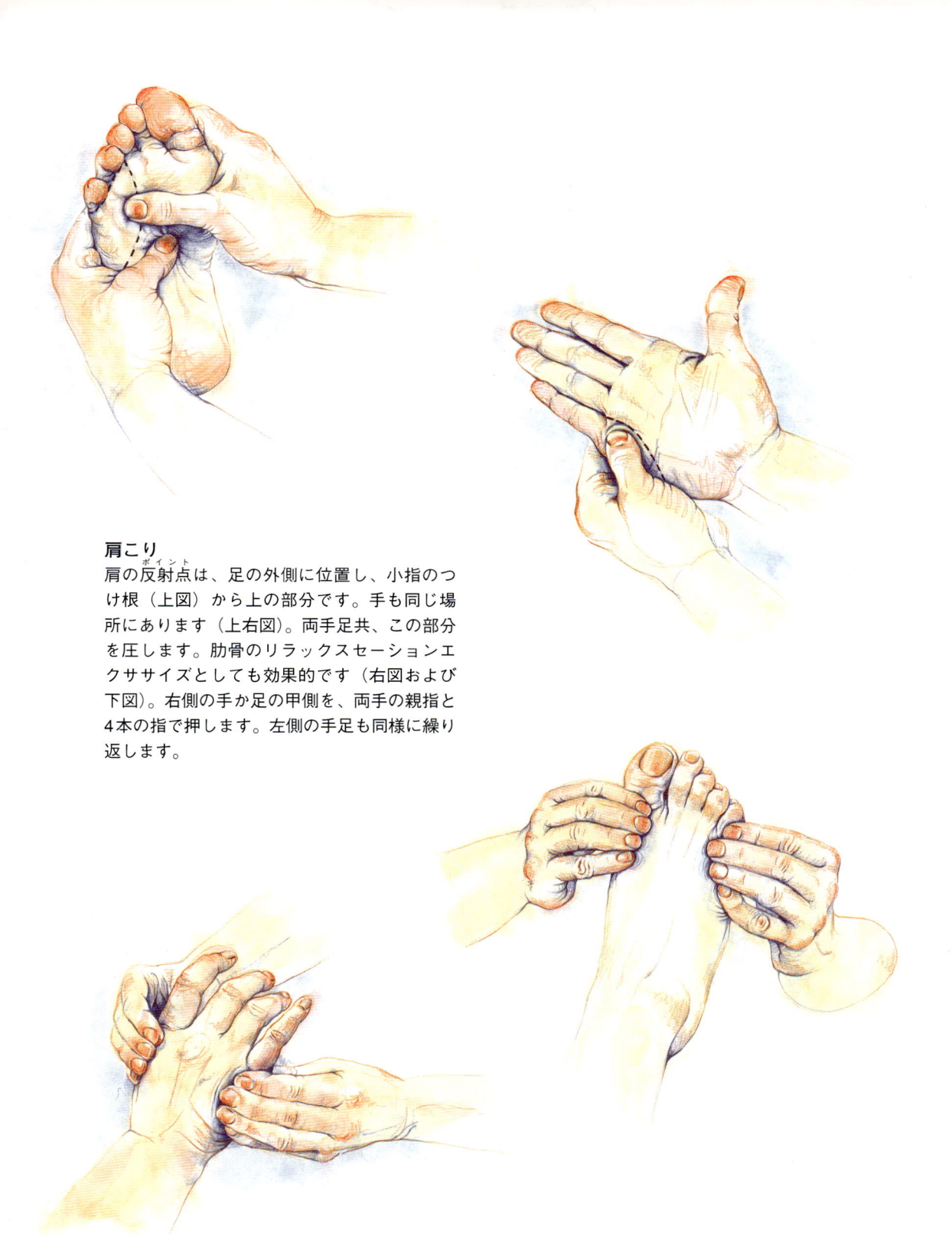

肩こり
肩の反射点は、足の外側に位置し、小指のつけ根（上図）から上の部分です。手も同じ場所にあります（上右図）。両手足共、この部分を圧します。肋骨のリラックスセーションエクササイズとしても効果的です（右図および下図）。右側の手か足の甲側を、両手の親指と4本の指で押します。左側の手足も同様に繰り返します。

泌尿器系
The Urinary System

泌尿器系の機能は、老廃物および不純物が有害なレベルに達する前に、それらを体外に放出することにあります。主な器官は、腎臓の他、尿管および膀胱です（参照→P.74〜75）。

膀胱炎

主に女性に多い膀胱の炎症です。骨盤の部分に鈍い痛みや不快感をおこし、頻尿、倦怠感をともないます。

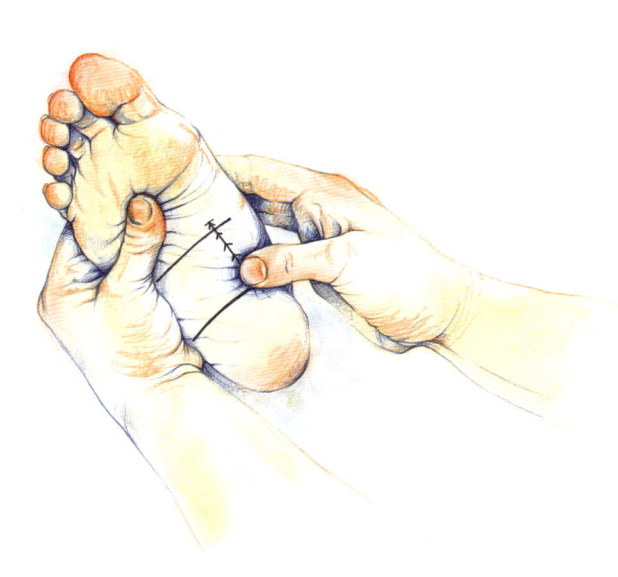

足を圧す

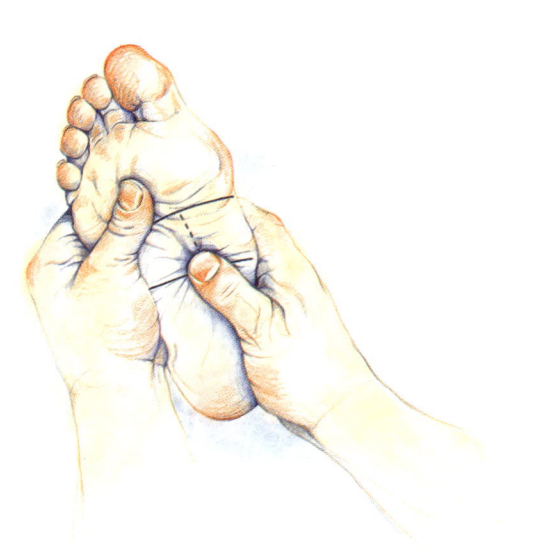

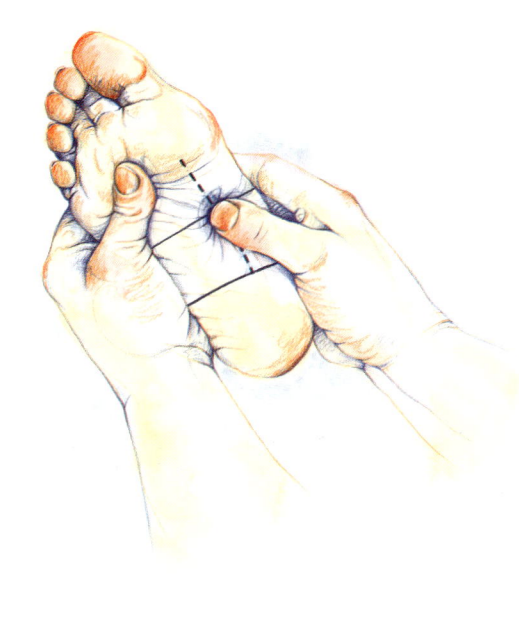

まず、膀胱の反射点（左図）を圧します。右親指を使って、足の中央、内側の柔らかい部分を圧します。左足も同様に繰り返します。尿管（下図）を治療するには、靭帯ラインの内側寄りを圧します。靭帯ラインを直接、圧さないように注意してください。左足も同様に繰り返します。最後に、腎臓の反射点（左下図）に直接、親指で指圧し、ここを中心に足を回転させます。左足も同様に繰り返します。

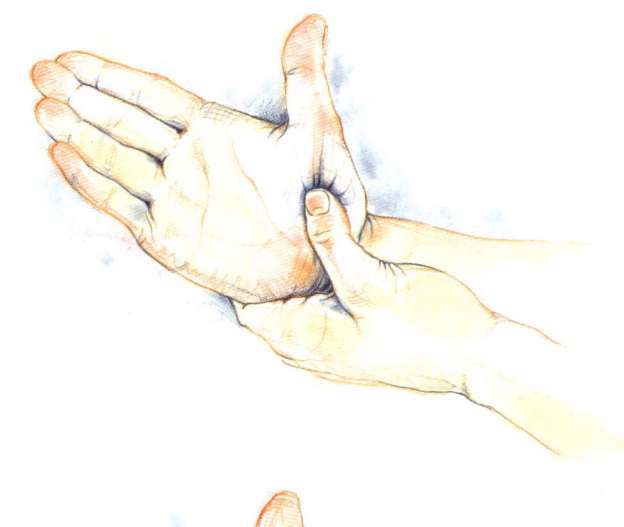

手を圧す
膀胱の反射点（左図）を探すには、親指の下のやわらかい部分に親指で指圧します。左手も同様に繰り返します。尿管（左下図）に対しては、膀胱の反射点から続けて人差し指に向けて親指で圧し、左手も同様に繰り返します。最後に、親指の骨のつけ根部分に腎臓の反射点（下図）を見つけるでしょう。左手も同様に繰り返します。

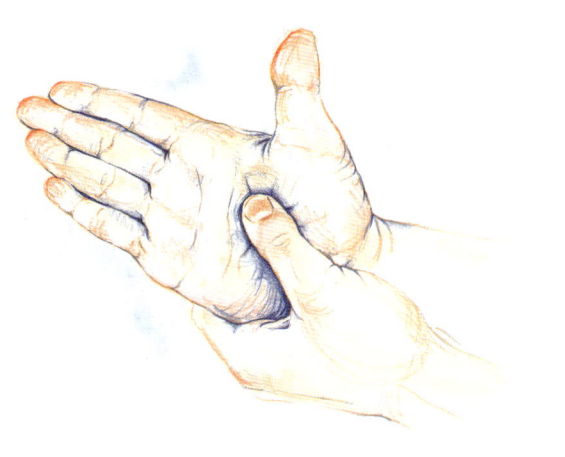

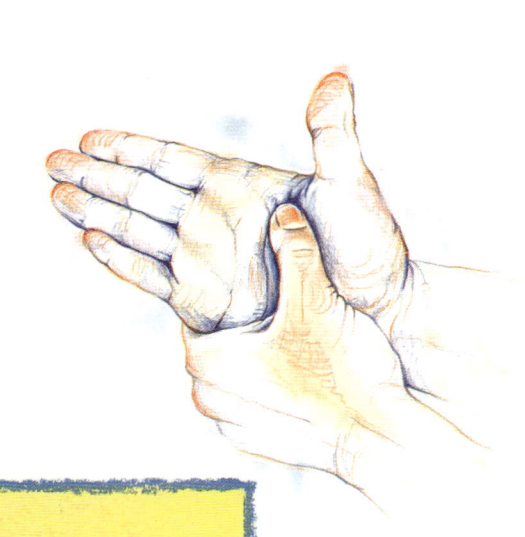

THE URINARY SYSTEM

123

腎臓炎
腎臓炎は、腎臓内に蓄積する砂粒のような物質が原因でおこります。この症状は、腎臓結石の原因ともなります。腎臓の痛みは非常にひどく、モルヒネなどの鎮痛剤の注射が必要なこともあります。多量の水分を口からとることで、組織を洗い流すことにより、痛みは一時的には治まりますが、再発は防げません。リフレクソロジーでは、このような症状に関連する痛みを長期間にわたってやわらげる効果をあげることが証明されてきました。この反射点は、膀胱炎に関連する反射点と同じです。これらの反射点が泌尿器系全体を刺激し、機能回復につながります。

心身症
Psychosomatic Ailments

「心身の」という表現から、この病気は想像が生んだ、「非現実的な」病いと考える人が多いようです。しかしここでは、その種の病気がストレスによっておこったり、あるいは悪化したりすることを説明します。

月経前の緊張

月経前には、何だか「機嫌が悪く」なったり、鬱になったりと、いろいろな精神的な症状がともないます。肉体的には、胸が痛んだり、張ったり、むくみ、疲れやすい、といった症状があらわれます。リフレクソロジーにより、ホルモンのアンバランスを正し、心とからだをリラックスさせ、余分な水分を体内からとり除くことができます。

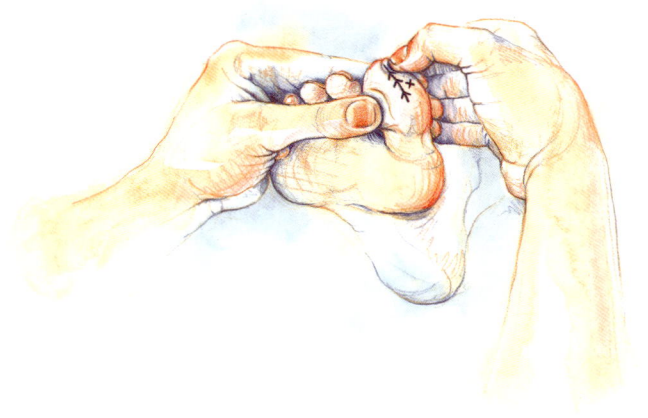

足を圧す
集中的に内分泌系および生殖器系を治療することにより、月経前の緊張をやわらげます。とくに、首と甲状腺（参照→P.81）、脳（上図および参照→P.82）、卵巣（右図および参照→P.87）のそれぞれの反射点（ポイント）を圧していきます。

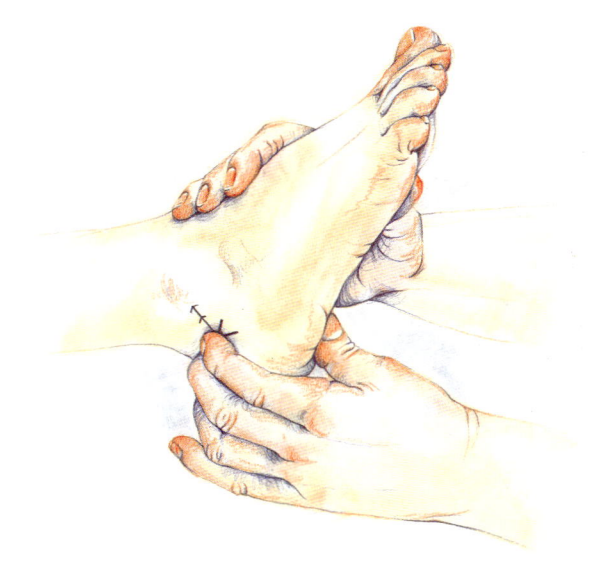

手のひら側

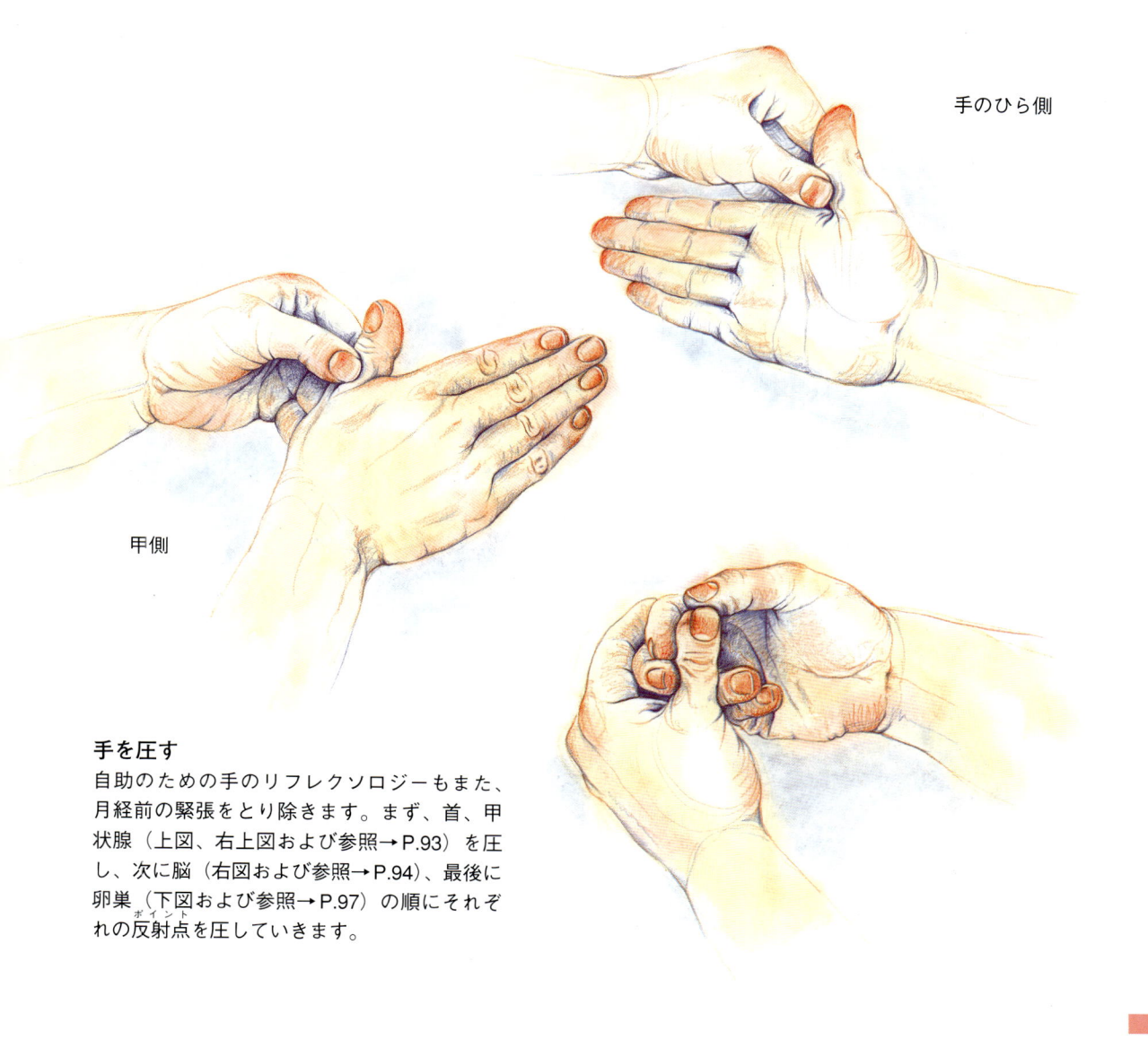

甲側

手を圧す
自助のための手のリフレクソロジーもまた、月経前の緊張をとり除きます。まず、首、甲状腺（上図、右上図および参照→P.93）を圧し、次に脳（右図および参照→P.94）、最後に卵巣(ポイント)（下図および参照→P.97）の順にそれぞれの反射点を圧していきます。

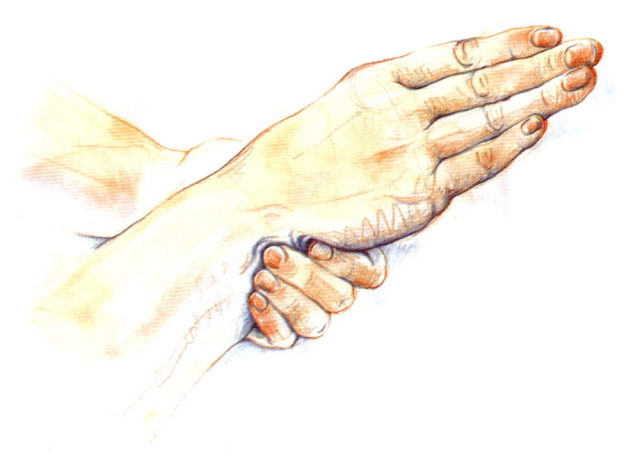

うつ病

　週1回の治療を3カ月間ほど続けることで、うつ病に驚くほどの効果を発揮します。この病気は、抑圧された怒りが原因となっておこることがよくあり、怒りの感情にうまく対処できない人は、自分の殻に閉じこもってしまい、わきおこってきた嫌な感情や心の興奮から逃げようとします。呼吸器および循環系の治療により、気分がゆっくりと落ち着いてきます。リラクセーションのテクニックは、どれもいつもの安定した気分をとり戻すのにとても有効です。

足を圧す
呼吸器系のなかでも、もっとも直接的な効果があるのは、肺および胸部の反射点（ポイント）（2つの左図）に触れることです。足の裏側に対しては、横隔膜ラインから指のつけ根にある関節に向かって圧していきます。甲側に対しては、こぶしをつくり、足の裏側を押し、人差し指で足の骨を圧します。

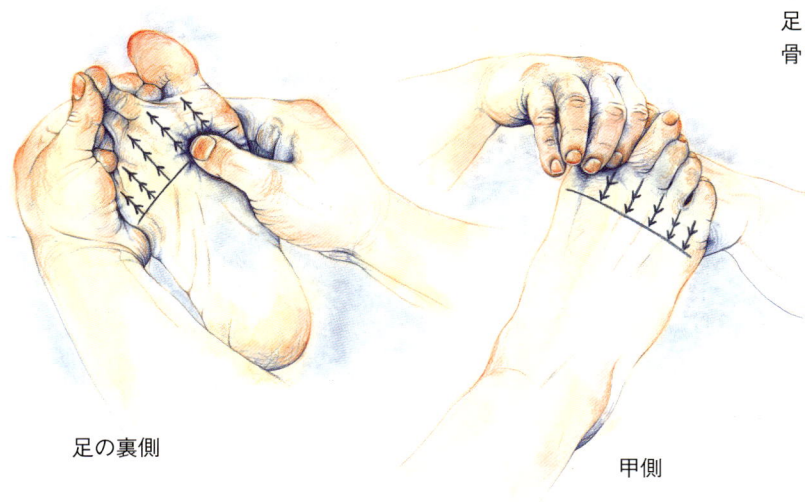

足の裏側

甲側

　循環器（右図）に関しては、図で示されているように、左足にしかない心臓の反射点（ポイント）を探します。右手で足のつま先を支え、左親指を使い、足の中央部分を圧していきます。そのまま、横隔膜ラインのリラクセーションのためのエクササイズを続けます（参照→P.77）。

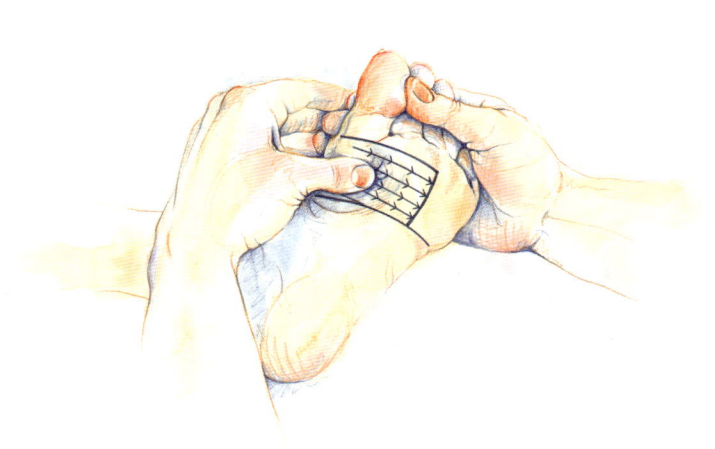

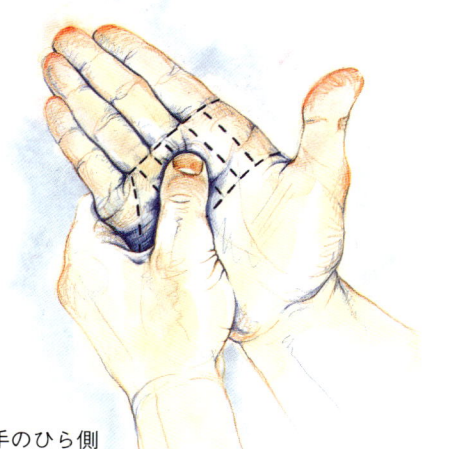

手を圧す

自分でうつ病のための治療を行う場合、まず、肺の反射点に触れます。右手の手のひら（左図）について、左親指を使って、横隔膜ラインから指のつけ根までまっすぐな線を描くように、下に圧していきます。左手も同様に繰り返します。

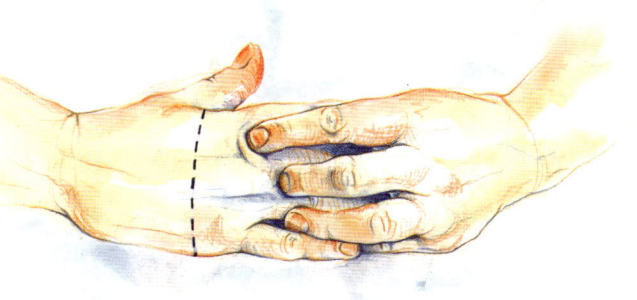

手のひら側

甲側（右図）について、左手の人差し指を右手の指のつけ根にあて、約4センチ下まで圧していきます。左手も同様に繰り返します。

甲側

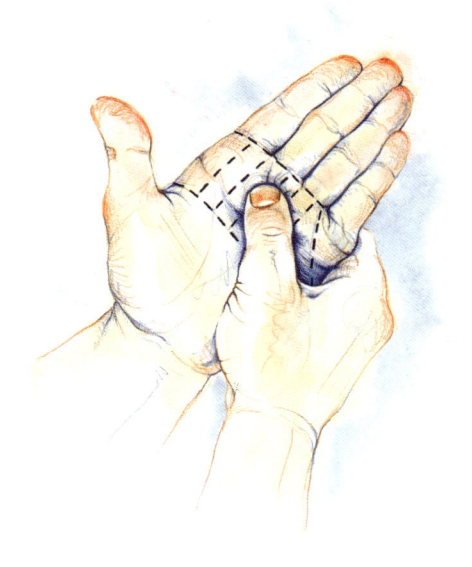

心臓の反射点は左手にしかありません（左図）。図の部分を右親指で圧していきます。助手がいる場合は、横隔膜ラインのリラクセーションのためのエクササイズを続けます（参照→P.90）

アレルギー

　アレルギー反応は、ストレスに関連していることがよくあります。緊張や不安が高まれば高まるほど、食物、飲料、空気などの刺激に対する抵抗力が弱まってきます。しかし、どんな食べ物に対してアレルギーをもっているかなど、もしアレルギー反応を特定できるなら、できるだけそのアレルゲンを避けるに越したことはありません。

　リフレクソロジーのアレルギー症状に対する効果は、消化器系を強化することにより、刺激に対応できるようになることと、神経組織をリラックスすることにより、一層の効果を高めることにあります。

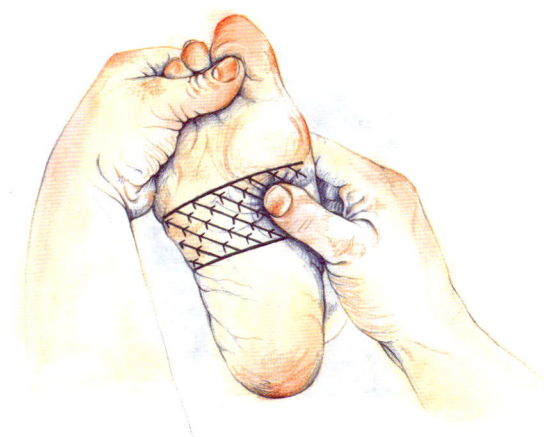

足を圧す

　肝臓の反射点（ポイント）（上図）は、右足にしかありません。右足を左手で支えながら、右親指を使い、図の部分を圧します。回盲弁の反射点（ポイント）（右図）もまた右足にしかありません。右足のかかとを右手で支えながら、左親指でフッキングのテクニック（参照→P.39）を使います。

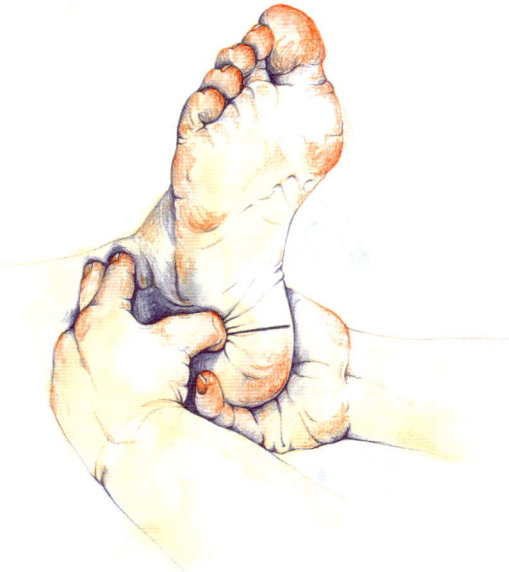

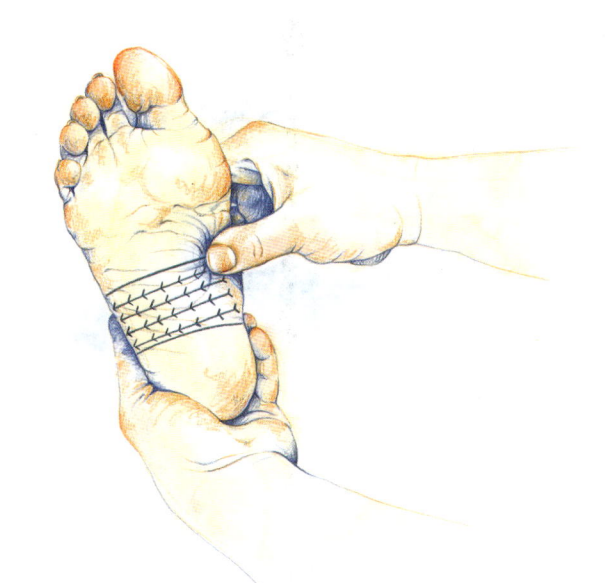

横行結腸、上行結腸、および小腸（左図）に働きかけます。右足を左手で支え、右親指を使い、かかとに向かってまっすぐの線を描くように水平に圧していきます。

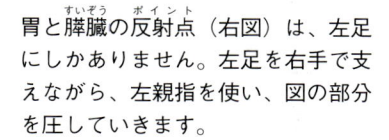

胃と膵臓の反射点（右図）は、左足にしかありません。左足を右手で支えながら、左親指を使い、図の部分を圧していきます。

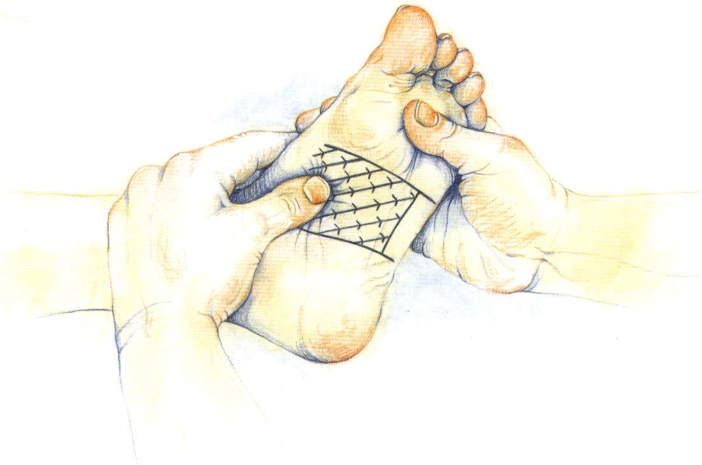

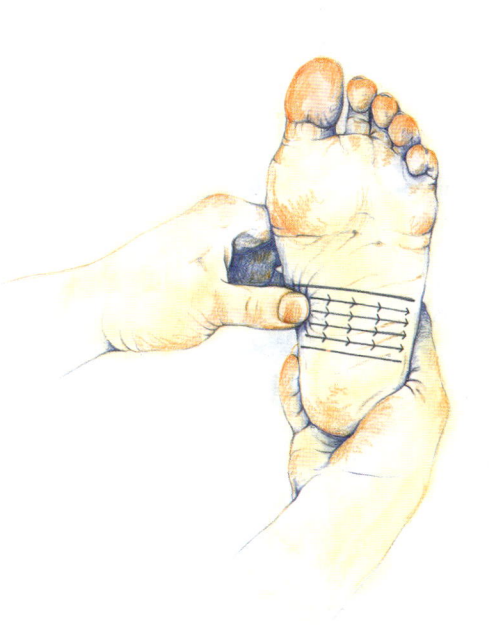

最後に、横行結腸および下行結腸（左図）に対し、左足を治療します。左足を右手で支えながら、左親指を使い、かかとに向かって水平に圧していきます。

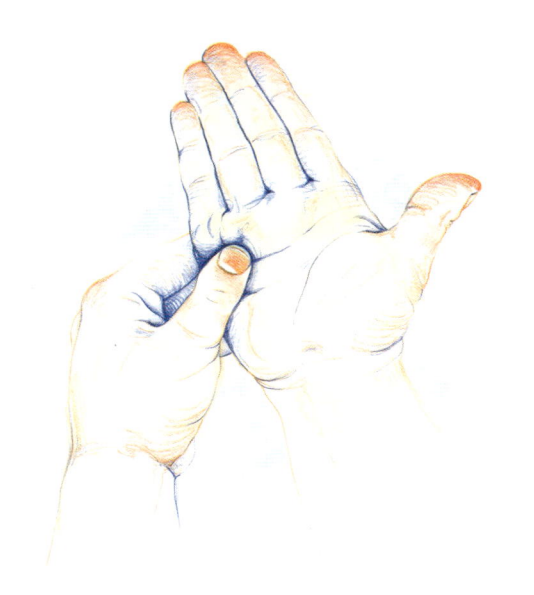

手を圧す

アレルギー反応の克服に適した自助のための治療の手順は、基本的に足を圧す手順と同じです（参照→P.128～129）。肝臓に関連する反射点（左図）を治療する時は、右手をクッションのようなものに休め、左親指を使い、図の部分を圧します。一般的に、からだの解毒作用を促し、花粉症や湿疹といったアレルギー反応を抑制する作用があります。

小腸および大腸を刺激するためには、回盲弁の反射点（右図）に対し、フッキングのテクニック（参照→P.39）を使います。この反射点は右手にあり、左親指で圧します。肝臓を鍛えると共に、体内の老廃物の排泄にも効果をあらわします。

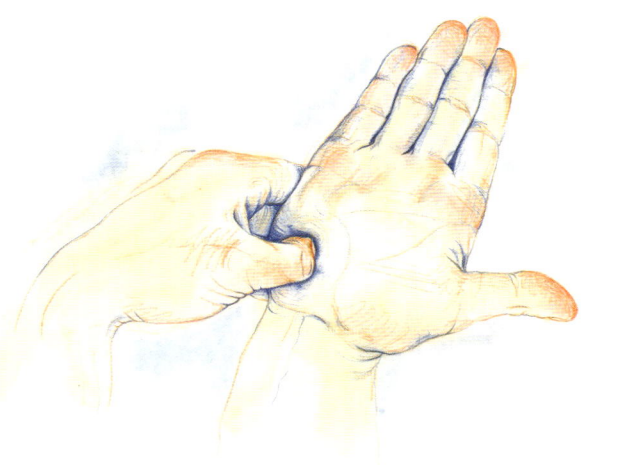

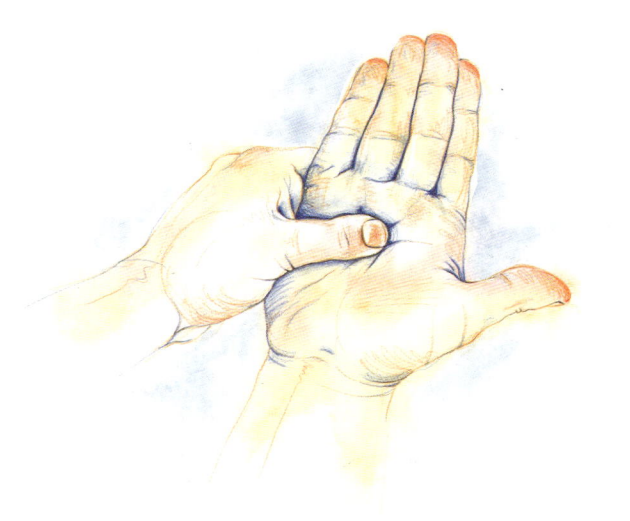

横行結腸および上行結腸（左図）に対しては、右手の手のひらの図の部分を圧し、矢印の方向に続きます。

胃、膵
臓
すいぞう
、および脾
臓
ひぞう
の反射点
ポイント
（右図）に対しては、左手のみ治療します。右親指を使いながら、左手の手のひらの図の部分を圧していきます。

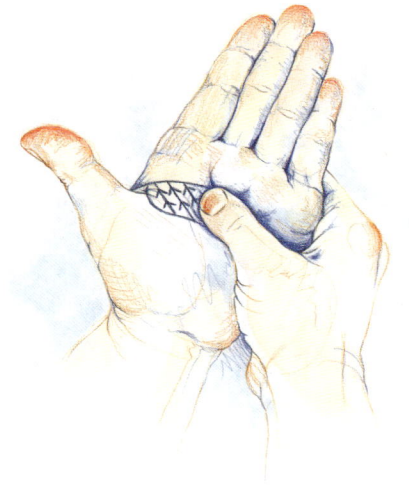

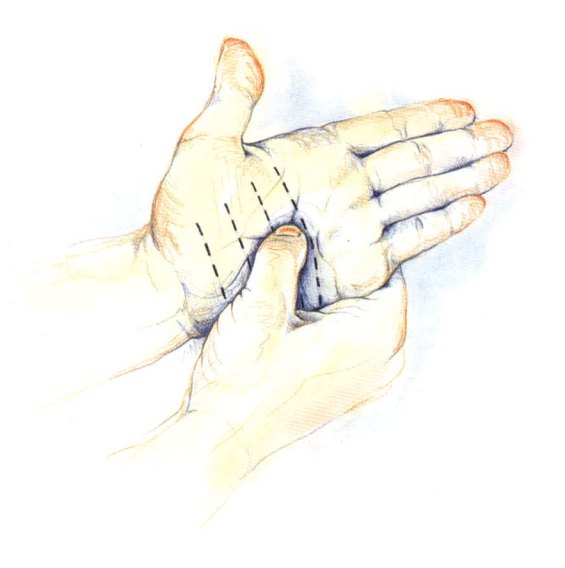

最後に、横行結腸および下行結腸（左図）に対して、右親指を使い、左手の手のひらの図の部分を圧します。

PSYCHOSOMATIC AILMENTS

131

関節炎

　関節炎は単一の病気ではなく、筋骨組織に影響するリューマチ関節炎または関節の慢性疾患である骨関節炎に区分されるような症状が合併しておきるものです。症状があれこれ変化したり、症状の程度がいろいろと変化する関節炎は、50歳以上の患者の75％に影響します。

　この病気は、新しい病気ではありません。古代ローマでは、関節炎は難病のひとつだと考えられていたので、皇帝ディオクレチアヌスは、関節炎の重症者に対して税金の支払いを免除したという歴史があります。

　影響を受けている骨格組織の部分、主にひざ、首、手、臀部（でんぶ）および脊椎、そして消化器系を治療するために、ぜひリフレクソロジーを施してください（参照→P.62〜67）。

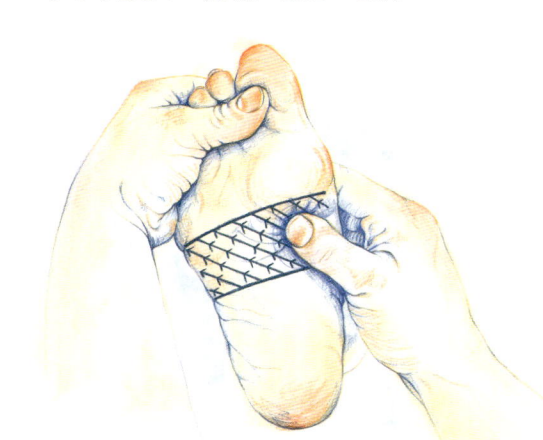

足を圧す
肝臓の反射点（ポイント）（左図）に対しては、右足を左手で支えながら、図の部分を矢印の方向に圧していきます。

回盲弁の反射点（ポイント）（右図）は、右足にしかありません。右足のかかとを右手で支えながら、左親指でフッキングのテクニック（参照→P.39）を使います。

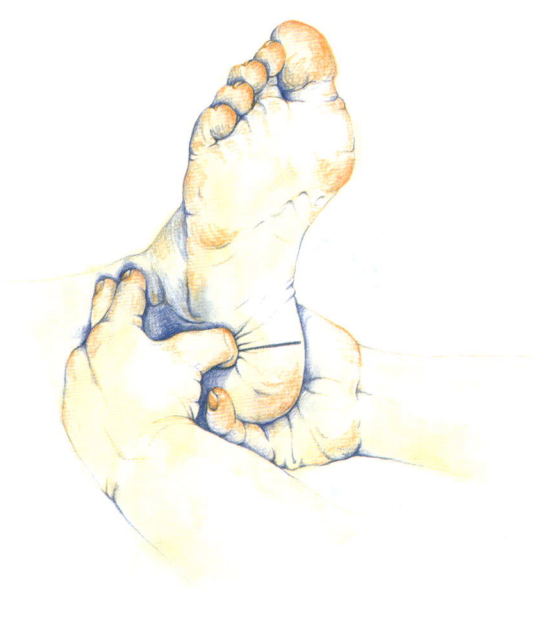

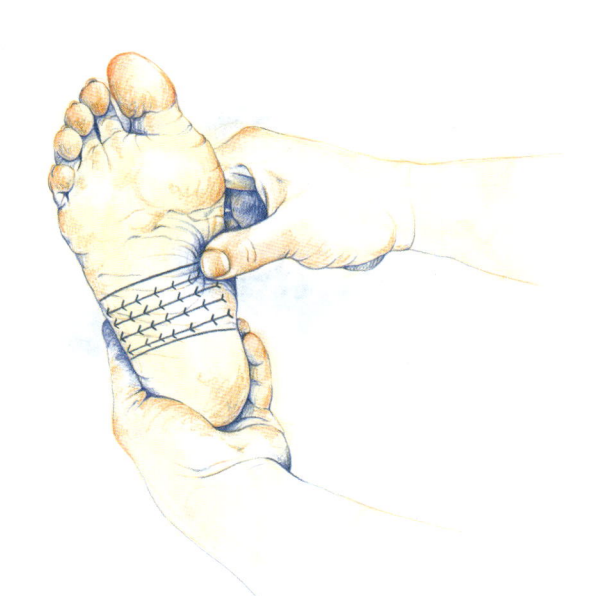

横行結腸および上行結腸（左図）に対しては、右足を左手で支えながら、右親指を使って、まっすぐの線を描くように、まっすぐの線を水平に圧していきます。

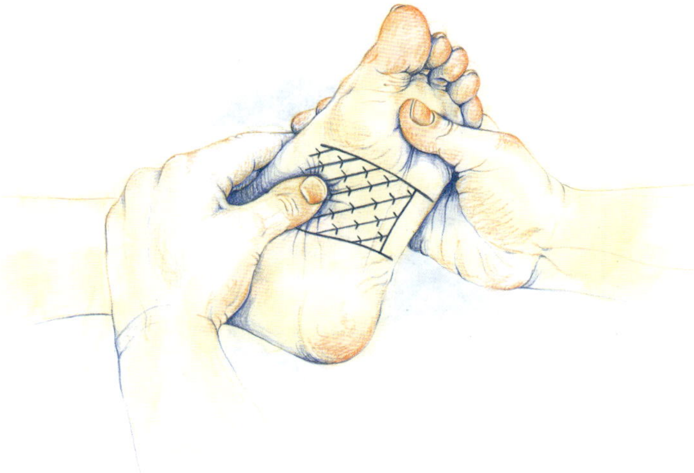

胃と膵臓のための反射点（右図）は、左足にしかありません。左足を右手で支えながら、図の部分を左親指で圧していきます。

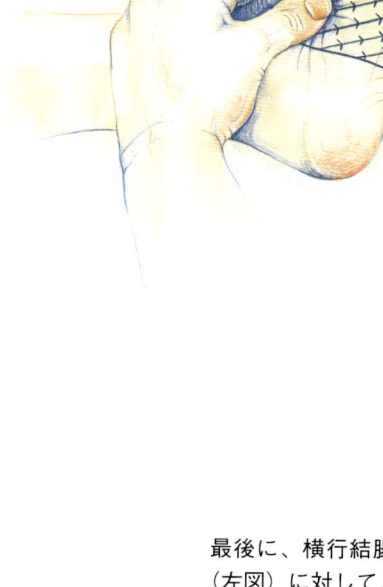

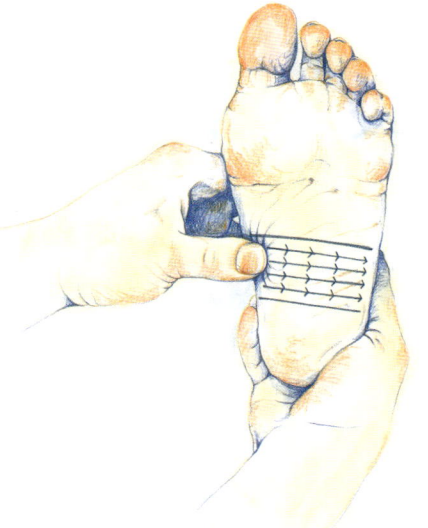

最後に、横行結腸および下行結腸（左図）に対して、左足を治療します。左足を右手で支えながら、左親指を使って、かかとに向かって水平に圧していきます。

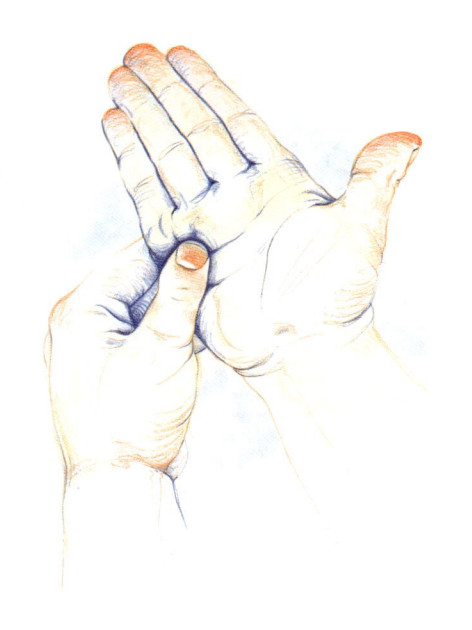

手を圧す

関節炎の克服に適した自助のための治療の手順は、体内の老廃物を排出する力に焦点をおさえます。肝臓に関連する反射点(ポイント)(左図)を治療する時は、右手をクッションなどの上に休め、左親指を使い、図の部分を圧していきます。解毒作用に効果的です。

大腸および小腸を刺激するためには、回盲弁の反射点(右図)に対し、フッキングのテクニック(参照→P.39)を使います。この反射点(ポイント)は右手にしかなく、左親指を使って圧します。肝臓を鍛えると共に、不純物の排泄を助けます。

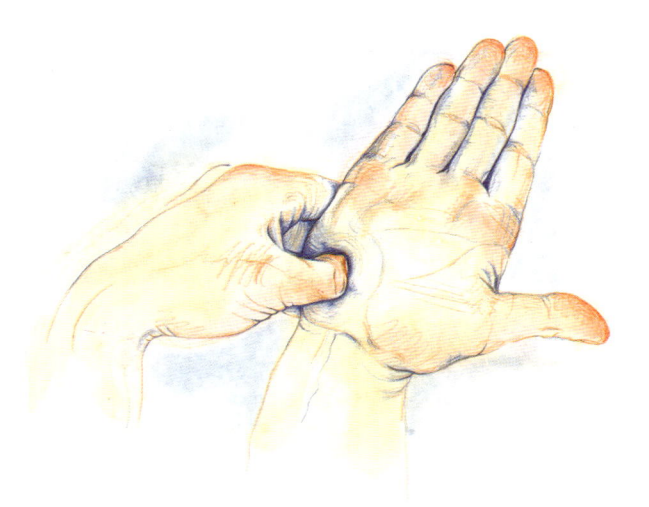

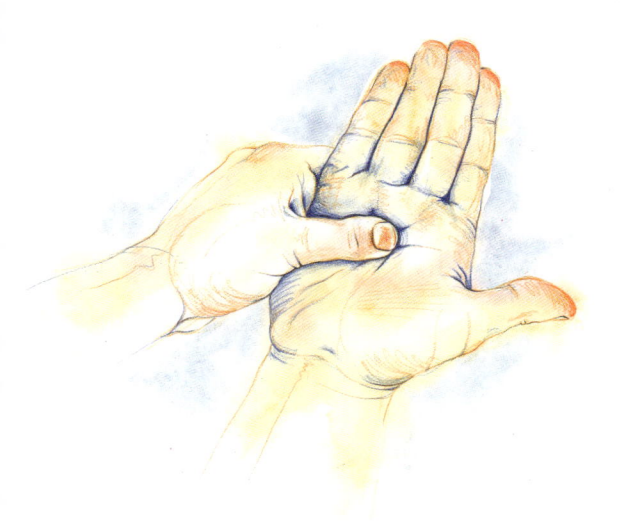

横行結腸および上行結腸（左図）に対しては、右手の手のひらの図の部分を矢印の方向に圧していきます。

胃、膵臓（すいぞう）および脾臓（ひぞう）につながる反射点（ポイント）（右図）に対しては、左手のみ治療を行います。右親指を使って、左手の手のひらの図の部分を圧していきます。

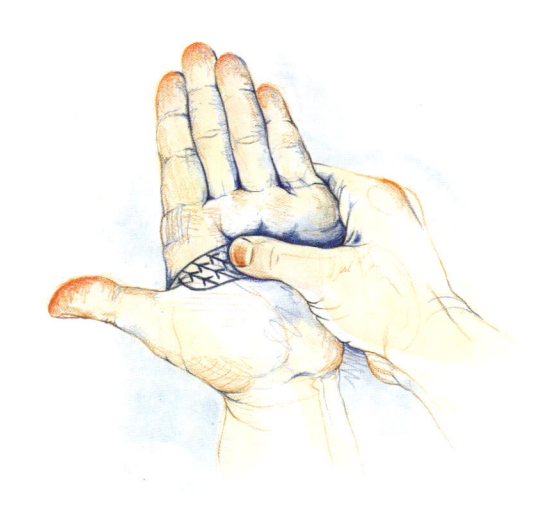

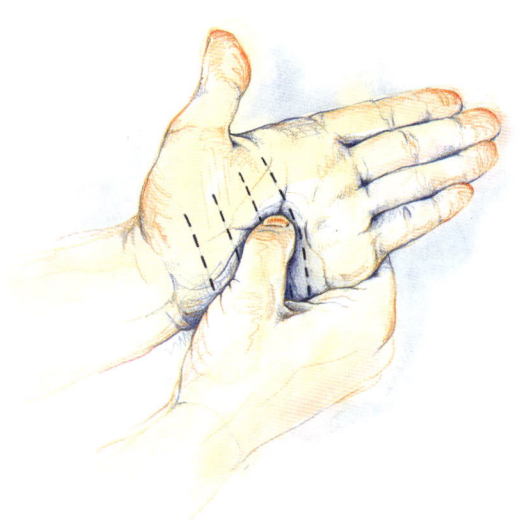

最後に、横行結腸および下行結腸（左図）に対しては、右親指を使い、左手の手のひらの図の部分を圧していきます。

PSYCHOSOMATIC AILMENTS

135

チャート式・いろいろな症状と治療のポイント

Ailments Reference Chart

病名	症状	治療の部位
アルツハイマー病	脳細胞の老化現象、健忘症、マヒ	脊椎および脳の広範囲にわたる治療。できれば毎日
うつ病	ふさいだ気分	ホルモン放出を促進するために内分泌系全体。リラクセーション効果が大きい
花粉症（アレルギー性鼻炎）	アレルギー性鼻カタル	静脈洞、耳、目、副腎
癌（腫瘍）	上皮細胞の癌	からだ全体、とくに免疫性を促進する脾臓（ひぞう）
カンジダ	鵞口瘡（がこうそう）の原因となる菌	腸全体と生殖器
関節炎	関節の痛みや腫れ	痛む部分と消化器および内分泌系
顔面神経痛	顔面神経の痛み	顔、頸椎（けいつい）、静脈洞
気管支炎および喘息（ぜんそく）	気管支の炎症、気管支の痙攣（けいれん）のための呼吸困難	心臓／肺、副腎、胸椎（神経供給を促進）、消化器（消化器の衰弱により粘液過多になることがよくある）
気腫	肺の空気膨張、肺胞壁の萎縮による肺胞の膨張	喘息（ぜんそく）と同じ
狭心症	心臓、胸、腕から顔面にわたる痛み	呼吸器、循環器
クローン病	回腸の損傷による慢性状態の腸炎	腸全体
頸椎炎（けいつい）	頸椎の椎間板（けいつい ついかんばん）の老化	脊椎全体と首
月経痛	月経による痛みおよび困難	泌尿器、生殖器、尾てい骨、骨盤、腰椎。
血栓症	血管内の血液凝固	呼吸器、循環器、脊椎
結膜炎（目の症状）	結膜の炎症	目／頸椎（けいつい）、静脈洞全体

高血圧	血圧の上昇	循環器、呼吸器、腎臓。高血圧の時、副腎の治療はしない
膠着脊椎炎（こうちゃく）	関節の疾病、脊椎および副腎の炎症の鎮静に効果的	脊椎、脳、肩、臀部（でんぶ）、ひざ、尾てい骨、骨盤
骨液嚢炎および痛風	関節骨液の炎症	関連関節（ひざ、ひじなど）と、ひざの場合は腰椎、ひじの場合は頸椎（けいつい）。神経供給を促進す
骨関節炎	関節にかかる過重な負担による障害。負荷の多い関節におこりやすい	主要な関節または痛む部分。脊椎と泌尿器系の刺激により排泄作用を促進する
座骨神経痛	座骨神経の痛み	腰椎、尾てい骨、骨盤、座骨
三叉神経痛（顔面神経痛）	原因不明の顔面の痛み	顔、静脈洞、目、耳、首
痔	直腸の静脈怒張	腸、とくに下行結腸および直腸
子宮内膜炎	子宮の炎症	生殖器、内分泌系、ホルモンのアンバランスによることがあるため
失禁	尿、便の排泄のための筋力コントロールの低下	泌尿器、腸、腰椎、尾てい骨、骨盤
湿疹および皮膚病（しっしん）	皮膚の炎症	喘息（ぜんそく）に対するのと同様（原因は同部分にある）
手根骨症候群	手首の正中神経の圧迫からくる手指のマヒおよびうずき	頸椎（けいつい）と手首への神経供給のためにひじの部分
消化不良	消化作用の損傷	消化器、腸
静脈炎	血管の炎症	循環器、呼吸器
腎炎	腎臓の炎症	泌尿器、腰椎
膵臓炎（すいぞう）	膵臓（すいぞう）の炎症	消化器

病名	症状	治療の部位
頭痛	頭の痛み	脊椎全体、脳
脊椎炎（脊椎の膠着）	椎骨の炎症。若い人に多いが、原因不明。脊椎の靭帯と腰椎と仙骨腸骨間の膠着	骨格全体
腺熱	腺系統に発生する伝染性疾患	内分泌、呼吸器、循環器
前立腺炎	前立腺の炎症	泌尿器、生殖器、腰椎
大腸炎、憩室症、および腸過敏症	腸の炎症	消化器全体と腰椎（神経および血液を骨盤部分へ供給するのを促進）
多重硬化症	中枢神経をおおう髄鞘の老化	脊椎、脳
低血圧	血圧の低下	高血圧と同じ。ただし血圧を上昇させるために副腎の治療は必要
テニスひじ	関節の滑液の炎症。前腕の張筋腱の癒着	頸椎、ひじ、肩
てんかん	痙攣性発作によって起こる脳の異常	脳、脊椎
糖尿病	膵臓のインシュリン生成の欠乏	消化器、内分泌系、循環器および呼吸器系
乳腺炎	乳腺の炎症	胸、肩、内分泌系
脳出血（卒中）	高血圧あるいは動脈の病気による脳動脈の破裂	脊椎全体、脳、呼吸器、循環器、腎臓（血圧に働きかける腎臓の血液供給を促進する）
脳性麻痺（痙攣）	出生時の酸素欠乏あるいは先天性異常による運動神経の損傷	脊椎と脳（治療の際、この部分に6、7回上下動作を繰り返す）
白内障	眼球の水晶体の不透明化	目、静脈洞、頸椎

鼻炎あるいは アレルギー性鼻炎	鼻の炎症	静脈洞、咽頭（いんとう）、消化器（食物アレルギーであることが多い）、炎症を除去するために副腎
副鼻腔炎	静脈洞の炎症	静脈洞、目、耳、頸椎（けいつい）、顔
浮腫（ふしゅ）	全身または足首などの局所にできる水分（体液）が溜まることでできるむくみ、腫れ	泌尿器、循環器、腰椎、鼠径部（そけい）をおおうリンパ管
不眠症	睡眠困難	脊椎、脳、呼吸器、循環器
偏頭痛（へんずつう）	むかつき、目のかすみをともなう突発性の頭痛	頭、首、脊椎、肝臓（消化器系に原因があることが多く、肝臓に影響をもたらす）
扁桃腺炎	扁桃腺の炎症	のど、静脈洞、頸椎（けいつい）（胸腺） （子どもの場合、免疫性促進のため）
便秘	便通困難	腸全体と肝臓、胆嚢（胆汁が便をなめらかにする）、腰椎神経
膀胱炎	泌尿器、とくに膀胱の炎症	泌尿器、尾てい骨、骨盤、腰椎
耳なり	耳の中で音がすること	首、耳、静脈洞
メニエール病	内耳の障害による目眩（めまい）	頭、静脈洞、耳、頸椎（けいつい）、首
目眩（めまい）	目眩（めまい）	耳、静脈洞、頸椎（けいつい）
網膜炎	網膜の炎症	目、静脈洞、首
腰痛	腰部の筋肉の炎症による痛み	尾てい骨、骨盤、腰椎（椎間板（ついかんばん）のずれによることが多い）
卵管炎	輸卵管の炎症	生殖器全体、内分泌系、尾てい骨、骨盤
類線維腫	子宮の筋肉と繊維組織できる腫れ物	生殖器

索引
Index

太字は本文中の主要な見出し語を、イタリック体は反射点(ポイント)を示します。

あ

足 …………………… 22, 110-111
　足の裏側 ……………… 5, 24-25
　内側 …………………… 5, 30-31
　甲側 …………………… 5, 26-27
　外側 …………………… 5, 28-29
　トリートメント：基本セッション ……………………… **80-87**
　チャートおよびガイドライン
　　……………………………… 21-23
　リラクセーションのためのエクササイズ ………… **77-79**
足の腫れ …………… 110-111, 137
アルツハイマー病 ……………… 136
アレルギー …… 99, 109, 128-131
アレルギー性鼻炎（花粉症） …
　……………………………… 138, 139
アンバランス ………………………
　……………… 13, 41, 112, 118, 124

い

胃 …………… 42-43, *44*, *84*, *102*, *133*
　自助療法 …… *95*, *102*, *131*, *135*
怒り：抑圧された ……………… 126

う

ウィリアム・フィッツジェラルド博士 ………………………… 11, 18
ウエストライン ………………… 21-22
うっ血 …………………………… 8, 20
うつ病 ……………… 124, 126-127, 136

え

SAD（気候の変化に影響される身体の不調）……………… 60

エクササイズ
　参照→リラクセーション
エストロゲン …………………… 48
エネルギーゾーン ……… 11, 18-21
エネルギーチャンネル（経絡）
　…………………………………… 20
炎症 ……… 8, 110, 118, 122, 136-139
　膀胱 ……………… 122, 137, 139
　リンパ節 …… 56-57, 70, *110*, 139

か

回盲弁 … 42-43, *39*, *45*, *85*, *105*, *128*, *132*
　自助療法 ………… *104*, *130*, *134*
肩 ………………… 22, *67*, *83*
　自助療法 …………… *94*, *121*
肩ライン ………………… 21-22
カタル …………………………… 52
花粉症（アレルギー性鼻炎）……
　………………………………… 136, 139
カンジダ ………………………… 136
冠状動脈の病気 ………………… 54
関節炎 …………… 16, 132-135, 136
関節の不調 ………………… *66*, 120
関節リューマチ ………………… 132
感染症 ………………………… 52, 70
肝臓 …… 42-43, *44*, *84*, *103*, *128*, *132*
　自助療法 ………………… *103*, *134*
顔面 …………… **68-71**, *71*, *83*
　自助療法 …………………… *116*
顔面神経痛 ……………… 136, 137

き

気管支炎 ……………… 8, 52, 136
気腫 ……………… 106-107, 136

く

狭心症 ………………… 54, 136
　自助療法 ………………… 108
胸部 ……… *53*, *80*, *107*, *126*
筋組織 ……………………… **72**
緊張 ………………………… 8, 61
　参照→ストレス
筋肉の痛み …………… 62, 72

く

首 ………… 22, 61, 81, 112, 115, 124
　自助療法 ……… *93*, *115*, *125*
クローン病 ……………………… 136

け

憩室症 …………………………… 138
頚椎炎 …………………………… 136
痙攣 ……………………………… 136
血圧 ……………… 54, 74, 137, 138
月経 ………………… 46, 48, 49
月経痛 ……… 112-113, 114, 136
月経前のストレス ……… 124-125
血栓症 …………………………… 136
結腸 …… 42-43, *85*, *105*, *129*, *133*
　自助療法 …… *95*, *131*, *135*
結膜炎 …………………………… 136
解毒 ………………………… 130, 134
健康と癒し …………… 40-41, 99-100
　参照→反射点(ポイント)
　自助療法 …………………… 12-13
　食生活 ……………… 17, 52, 108
　ホリスティックなアプローチ
　…………………………… 5, 12, 41

こ

睾丸 …………… 46, *49*, 58, *87*

INDEX

140

高血圧 …………………… 16, 74, 137	特別なトリートメント ………	脊椎の周辺 …………………………
高血圧／低血圧 ………… 137, 138	………………………… **98-135**	…………… 82, 109, 113, 117, 118
甲状腺 ……………………………………	社会適応性スケール ……… 15	自助療法 …… 94, 116, 119
…58-60, 61, 81, 112, 115, 124	手根骨症候群 …………… 137	背中の痛み …………… 62, 118-119
自助療法 ………… 93, 115, 125	腫瘍（癌） ………………… 136	喘息 ……………… 53, 100, 136
幸福 …………… **14-17**, 58, 73, 101	循環系 ……… **54-55**, 56, **108-109**	前立腺 ……………… 46, 49, 87, 97
呼吸　参照→呼吸器系	消化器系 ……… **42-45**, 73, **102-105**	前立腺炎 ………………………… 138
呼吸器系 ………… **50-53**, **106-107**	消化不良 ………………… 102, 137	**そ**
骨液嚢炎 ………………………… 137	松果腺 ……………… 58, 60, 61	鼠径部 …………………………… 110
骨格組織 ……… **62-67**, **118-121**	症状 ……………………… 136-139	卒中（脳出血） ………………… 138
骨関節炎 ………………… 132, 137	静脈炎 …………………………… 137	ゾーン療法 …………… 11, **18-21**
骨盤 ……………………………… 64	静脈洞 ………………… 70, 71, 80	**た**
骨盤の周辺 ……… 66, 82, 118, 120	自助療法 ………………… 92	体液
自助療法 …… 93, 113, 119, 120	食事 ………………… 17, 52, 108	摂取 ………………… 100, 123
骨盤ライン ……………… 21-22	ジョセフ・リレイ博士 …… 11	むくみ（浮腫） … 110, 124, 139
子ども …………………… 8, 52-53	腎炎 …………………………… 137	大腸炎 …………………… 8, 138
さ	神経系 …………… 68, 72, **116-117**	太陽神経叢 ……………… **73**, 73
座骨神経痛 ……………… 62, 137	心身症 ………………………… **124-135**	多重硬化症 …… 68, 116, 138
座骨の周辺 ……………… 67, 84	心臓 … 54, 54, 80, 108, 108-109, 126	胆石 ……………………………… 103
触る ……………………… 10, 13	自助療法 …………… 108, 127	胆嚢 …………… 42-43, 44, 103
三叉神経痛 ……………………… 137	腎臓 ………… 74, 39, 75, 86, 122	自助療法 ………………… 103
し	自助療法 …………… 96, 123	**ち**
痔 ………………………………… 137	腎臓炎 ………………………… 123	チャート
指圧 ………………… 8, 10, 11, 20	靱帯ライン ……………… 21-22	足 ………………… 22, 23, 24-31
子宮 …………………… 46, 49, 87	**す**	いろいろな症状と治療のポイント
自助療法 ………………… 97	膵臓 …… 42-43, 60, 44, 84, 133	………………………… 136-139
子宮内膜炎 ……………………… 137	自助療法 …… 95, 102, 131, 135	手 ………………………… 32-35
視床下部 ………………… 58, 61	膵臓炎 …………………………… 137	反射点 …………………… 24-35
自助療法 …… 12-13, 38, **88-97**	頭痛 ……………………… 99, 138	中枢神経系 ………… 68, 116-117
参照→反射点	ストレス … 5, **14-17**, 73, 102, 109	腸 ………… 42, 43, 45, 85, 105, 129
関節炎 ………………… 134	病気と ………………… 60-61	自助療法 ………………… 130
むくみ ………………… 110	**せ**	聴覚 …………………………… 70
失禁 ……………………… 74, 137	生殖器系 …………… **46-49**, 124	腸過敏症 ………………… 104, 138
湿疹 ……………………… 130, 137	脊髄 ……………………… 68, 116	腸の病気 ……………………… 100
疾病	脊椎 ………………… 62-64, 66	直腸 ……………………………… 105
参照→各症状のページ	参照→脊椎の周辺	
関連チャート ……… **136-139**	脊椎炎 ……………………… 136, 138	

INDEX

141

つ

椎間板 …………………… 62, 63, 136
痛風 ……………………………… 137

て

手
　トリートメント：基本セッション …………………… **92-97**
　反射点 …………………… 21, 32-35
　リラクセーションのためのエクササイズ ………… 88, **89-91**
テクニック ………………… **36-39**
テニスひじ ……………………… 138
てんかん ………………………… 138
臀部 …………… 66, 82, 113, 118, 120
　自助療法 …………… 93, 119, 120

と

動悸 ……………………………… 109
糖尿病 …………………………… 138
毒素 ………………………………… 10
トリートメント ……………… 98-101
　基本セッション … **80-87, 92-97**
　呼吸器系 ………………… **106-107**
　骨格組織 ………………… **118-121**
　循環系 …………………… **108-109**
　消化器系 ………………… **102-105**
　心身症 …………………… **124-135**
　泌尿器系 ………………… **122-123**
　リンパ管系 ……………… **110-111**

な

内分泌系 …… **58-61**, 124, **112-115**

に

乳腺炎 …………………………… 138

の

脳 …… **68-71**, 71, 82, 109, 112, 117
　自助療法 …… 94, 109, 114, 125
　脳下垂体 …………… 58, 61, 112
　　自助療法 ………………… 114
　脳出血（卒中） ………………… 138
　脳性マヒ（痙攣） ……………… 138

は

肺 ………… 50, 106, 53, 80, 107, 126
　自助療法 ………………… 92, 127
排泄 ………………… 10, 100, 130, 134
白内障 …………………………… 138
発声 ……………………………… 50-52
反射点 ………………… 5, 8, 36-37
　感受性 …………… 38, 76, 101, 118
　図解
　　足 ……………………… 24-31
　　手 ……………………… 32-35
　手足のガイドライン ………… 21

ひ

鼻炎 ……………………………… 139
ひざ ………………………… 67, 83
　自助療法 ………………………… 95
ひじ …………………………… 83, 95
脾臓 ……………………… 102, 133
　自助療法 …… 95, 102, 131, 135
尾てい骨 ……… 66, 81, 113, 118
　自助療法 ………………… 93, 119
泌尿器系 … 47, 48, **74-75**, **122-123**
　参照→膀胱および腎臓
　尿管 ………………………… 75, 86
　自助療法 ……………… 96, 123
病気 ………………… 8, 20, 41, 98

ふ

副腎 …………………………… 58, 59
副鼻腔炎 ………………… 8, 139
浮腫（むくみ） …… 110, 124, 139
不眠症 …………………………… 139

へ

偏頭痛 ……………… 99, 100, 139
扁桃腺炎 ………………………… 139
便秘 ……………………………… 137

ほ

膀胱 ……………… 74, 75, 86, 122
　自助療法 ………………… 96, 123
膀胱炎 ………… 74, 122-123, 139
骨 ……………………………… 62-64
ホルムス／ラーエ・スケール …………………………………… 15
ホルモン ……………… 46, 58-60
　アンバランス …… 48, 112, 124

み

耳 ………………… 70, 71, 81, 117
　自助療法 ………………… 92, 116
耳なり …………………………… 139

め

目 ………… 70, 71, 81, 117, 136
　自助療法 ………………… 92, 116
メニエール病 ………………… 139
めまい ………………………… 139

も

網膜炎 …………………………… 139
モトヤマヒロシ ………………… 20
問題行動 ………………………… 60

ゆ

輸精管 ………………… 46, 49, 87
　自助療法 ………………………… 97
ユーニス・イングハム女史 … 12
輸卵管 ………………… 46, 49, 87
　自助療法 ………………… 97, 114

よ
幼児 …………………… 8, 52
腰痛 …………………… 62, 139

ら
卵管炎 ………………… 139
ランゲルハンス島 ……… 58, 60
卵巣 ……… 48, 49, 58, 87, 113, 124
   自助療法 …………… 125

り
リフレクソロジー
   起源 ………………… 9, 10-11
   基本テクニック ……… **36-39**
   原理 ………………… 8, **18-35**
子どもと ……………… 52-53
リラクセーション ……… 73
エクササイズ ………… 100-101
足 …………………… 76, 77-79
横隔膜 ………………… 106-107
肋骨 …………………… 121
手 …………………… 88, **89-91**
リンパ管系 … 56-57, 110-111, *111*

る
類線維腫 ……………… 139

ろ
老化現象 ……………… 66, 116
肋骨 …………………… 62-64, 121

わ
王偉博士（わんうぇい）… 10

関連団体
Useful addresses

リフレクソロジーについてもっと詳しくお知りになりたい方、
一度、リフレクソロジストに相談されたい方は、下記の団体にお問い合わせください。

Association of Reflexologists
27 Old Gloucester Street
London W1N 3XX

British Complementary Medicine Association
St Charles Hospital
Exmoor Street
London W10 6DZ

Holistic Association of Reflexologists
92 Sheering Road
Old Harrow
Essex CM17 OJW

産調出版の本

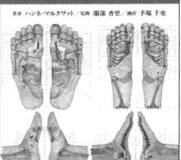

ドイツ発 フット・リフレクソロジー療法事典
リフレクソジスト、医療従事者の医療的信頼に応えた実践的教科書

ハンネ・マルクワット 著
服部 香里 監修

リフレクソロジストがクライアントに施術する際、医療的にも信頼に足る手引書。各症状別に施術箇所を詳しく述べ、解り易い多数の図解も満載。初心者と体験者双方の実践的教科書。

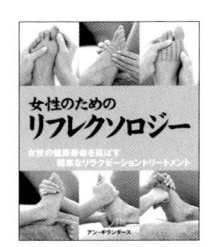

本体価格 3,300円

女性のための リフレクソロジー
女性の健康寿命を延ばす簡単なリラクゼーショントリートメント

アン・ギランダース 著

ストレス解消、デトックス、神経活動や血液供給の改善、消化器官の改善、ホルモン系の安定など、女性のためのリフレクソロジーの効果を解説。体を穏やかに癒して健康を保つための最適書。

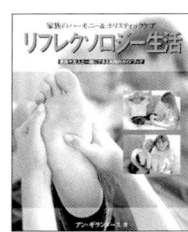

本体価格 2,300円

リフレクソロジー生活
家族や友人と一緒にできる実践的ガイドブック

アン・ギランダース 著

赤ちゃんからおじいちゃま、おばあちゃままでをケア。リフレクソロジーを日常生活にとり入れることで、家族の健康を守り、明るい家庭をつくるためのセルフヘルプマニュアル。

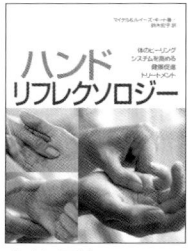

本体価格 2,800円

ハンドリフレクソロジー
体のヒーリングシステムを高める健康促進トリートメント

マイケル&ルイーズ・キート 著

どんな場所でも誰にでも簡単に10〜15分で出来るやさしいエクササイズを紹介。軽い不調や病気のトリートメントとしても、美容師さん、理容師さんのエキストラサービスとしても有効。

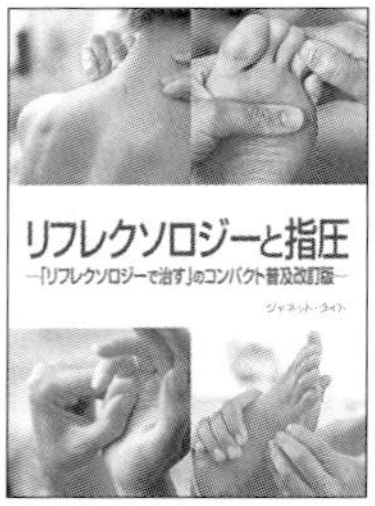

本体価格 2,200円

リフレクソロジーと指圧
あなたもできるセラピー&ヒーリング

ジャネット・ライト 著

薬を使わず、手で行う療法、リフレクソロジーと指圧を実際に役立つように説明したガイドブック。『リフレクソロジーで治す』のコンパクト普及改訂版。

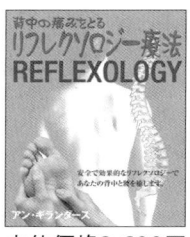

本体価格 1,600円

背中の痛みをとる リフレクソロジー療法
安全で効果的なリフレクソロジーであなたの背中と腰を癒します。

アン・ギランダース 著

世界的に名高いリフレクソロジストである著者が、初めて背中と腰の痛みのために執筆。全頁にオールカラーの写真が満載で分かり易く、特有の反射点を加えた新しい足の地図(フットチャート)も掲載。

本体価格 2,600円

足と手の リフレクソロジー
REFLEXOLOGY A step-by-step guide

発　　行　2007年10月1日
本体価格　2,400円
発 行 者　平野　陽三
発 行 所　産調出版株式会社
　　　　　〒169-0074 東京都新宿区北新宿3-14-8
　　　　　TEL.03(3363)9221　FAX.03(3366)3503
　　　　　http://www.gaiajapan.co.jp

著　者：アン・ギランダース(Ann Gillanders)
世界的に有名なリフレクソロジスト。ブームのきっかけとなった、『リフレクソロジー生活』、『クイック・リフレクソロジー』、『背中の痛みをとるリフレクソロジー療法』、『女性のためのリフレクソロジー』(いずれも産調出版より刊行)の著者。British School pf Reflexologyの校長、Healing Points誌の編集長、リフレクソロジーに関する講座の開催、テレビやラジオ番組にも出演する。患者の治療には30年の経験があり、1980年よりセラピストの養成も行っている。

翻訳者：ミッシェル松山
日本エステティシャン協会認定エステティシャン取得とともに香港で修学。さらにイタリア、フランスで本場の技術を修得。その後、アロマテラピー、リフレクソロジーに魅せられ、東洋と西洋の調和をはかり、より日本人に合うトリートメントを生み出す。

Copyright SUNCHOH SHUPPAN INC. JAPAN2007
ISBN978-4-88282-628-6 C0077

落丁本・乱丁本はお取り替えいたします。
本書を許可なく複製することは、かたくお断わりします。
Printed and bound in China